DIABETES: EL ENEMIGO QUE ACECHA EN SILENCIO

ES UNA PUBLICACION DEL
INSTITUTO
DE LA SALUD

CREADA Y EDITADA POR EL
DR. EMERITO M. RONCALI

ISBN 0-939193-33-7

45 Valencia Avenue
Coral Gables, Florida 33134

Alcalá 26,
28014 Madrid, España

Printed in Mexico.

Impreso en México por
CAM-SAN Impresores,
S.A. de C.V.
Cuautitlán Izcalli
tado de México, México

ISTRIBUIDORES

ESTADOS UNIDOS Y AMERICA CENTRAL
Spanish Periodical &
Book Sale, Inc.
Miami, Florida

MEXICO
Distribuidora
Intermex S.A. de C.V.
Cd. de México

PUERTO RICO
Agencia de Publicaciones
de Puerto Rico,
San Juan, Puerto Rico

REPUBLICA DOMINICANA
Agencia de Publicaciones
Dominicana
Santo Domingo (R.D.)

COLOMBIA, COSTA RICA, ECUADOR, PANAMA, PERU
Vargas & Associates
International Group

VENEZUELA
Distribuidora Continental
Caracas, Venezuela

CONTENIDO

CAPITULO 1

DIABETES: ¿COMO SE CONTROLA? ¿COMO SE PREVIENE?

Está amenazado por un enemigo silencioso e implacable que lleva en el interior de su organismo... sin saberlo? ¿Vive atormentado por el temor constante de que pueda sufrir un ataque repentino que pueda causarle la muerte... o dejarlo ciego... o encadenarlo por vida a un aparato de diálisis? Ese enemigo silencioso se llama **diabetes**, y es una de las enfermedades más peligrosas que puede sufrir el ser humano.

Desde hace varios años, los médicos han logrado controlar los más terribles efectos de esta enfermedad... pero nunca eliminarlos completamente:

- Hasta hace sólo algunas décadas, la *diabetes* era una enfermedad mortal.
- Actualmente se le considera una condición grave, pero que puede ser absolutamente controlada.

Por lo tanto, si se siguen las recomendaciones y el tratamiento ordenado por el médico –y se aprende a vivir con la enfermedad, porque se trata de una condición crónica– es posible llevar una vida normal en todos los sentidos. Lamentablemente, muchas personas desarrollan la enfermedad y no prestan mayor atención a sus síntomas... hasta que es muy tarde y ésta ya ha causado estragos serios en el organismo.

CONTROL Y PREVENCION

A pesar de que está muy difundida, la *diabetes* es una enfermedad muy seria debido a las numerosas complicaciones que muchas veces se presentan a consecuencia de ella. En los Estados Unidos, por ejemplo, el considerable aumento en el número de pacientes con *diabetes* registrado en el último año ha hecho que las autoridades médicas de ese país –basándose en estadísticas– estimen que:

- La *diabetes* causa actualmente tantas muertes como las enfermedades del corazón o el cáncer, consideradas hasta el presente como las más temibles para el ser humano.

Sin embargo, gracias a los esfuerzos de la Medicina actual –y después de años de investigaciones continuas– los científicos se hallan ahora en el umbral de un descubrimiento que revolucionará totalmente los tratamientos de las personas afectadas por la *diabetes,* y que protegerá a cientos de miles de pacientes de sufrir el ataque cardíaco, la apoplejía, la ceguera, o el colapso de los riñones. Los endocrinólogos actuales han encontrado una nueva alternativa a los problemas más graves causados por la *diabetes* mediante un nuevo tratamiento al que la Ciencia ha conferido el nombre de *tratamiento intensivo.*

Es natural que ante esta perspectiva, los científicos de hoy se afanen por acumular cada día mayor información sobre la *diabetes* y por encontrar los tratamientos más adecuados... no sólo aquéllos que puedan controlarla y salvar la vida de quien ya la padece, sino impedir que las personas propensas a desarrollar la enfermedad puedan llegar a sufrirla.

Por supuesto, al buscar una posible solución a este incremento en el número de diabéticos, es natural que se produzcan controversias entre los científicos involucrados en su estudio, las cuales muchas veces pueden confundir al público. Como en ocasiones la opinión de los médicos se divide en diferentes direcciones (según el tratamiento que recomiendan como el más apropiado), y como no siempre llegan a coincidir en sus puntos de vista, el público se desorienta, sobre todo aquella parte del público que tiene probabilidades de desarrollar *diabetes* en un futuro más o menos cercano (debido a diferentes factores) y que se preocupa por tomar medidas preventivas realmente efectivas para evitarlo.

ANTE TODO... ¿QUE ES LA DIABETES?

Se trata de un problema relacionado con la capacidad que tiene el cuerpo humano para producir o utilizar la *insulina,* que es la hormona elaborada por el páncreas, y la cual tiene como función procesar con eficiencia el azúcar que se ingiere a través de los alimentos.

Esto se hace por medio de un proceso químico del cuerpo (llamado *metabolismo),* que asimila los alimentos y con ellos produce la energía que todos los seres humanos necesitamos para vivir. Para este proceso se requiere la *insulina.* Ahora bien, cuando el páncreas produce poca o ninguna insulina *(diabetes del tipo I),* el azúcar no puede ser metabolizada adecuadamente. Este es el motivo por el cual los llamados pacientes con *diabetes del tipo I* necesitan, para sobrevivir, las inyecciones diarias de insulina.

LA DIABETES DEL TIPO I

El paciente que padece de *diabetes del tipo I* no logra producir el volumen de *insulina* que el cuerpo necesita para procesar, de una manera eficiente, los carbohidratos, grasas y proteínas que ingiere. El tratamiento de esta enfermedad requiere, por lo tanto, de inyecciones diarias de *insulina.* Asimismo, es importante mencionar que se trata de una condición incurable, aunque los síntomas –así como el desarrollo de la enfermedad– se pueden controlar eficientemente si se sigue un tratamiento estricto. De lo contrario, es evidente que el tiempo de vida de la persona afectada se acorta considerablemente, y se pueden presentar diferentes complicaciones: desde problemas del corazón y el fallo en el funcionamiento de los riñones, hasta la ceguera.

¿QUE PUEDE HACER LA PERSONA QUE PADECE DE DIABETES DEL TIPO I?

Seguir las recomendaciones del médico al pie de la letra.

- Aprenda todo lo posible sobre esta enfermedad y las diferentes formas de controlarla, reconociendo en todo momento sus síntomas: específicamente los de la *hipoglicemia* (o niveles bajos de glucosa en la sangre) y los de la *cetoacidosis.*
- Mantenga en todo momento un vial de *glucagón* a mano para que sus familiares o amigos puedan usarlo en el caso de que se presente una

baja repentina de azúcar *(hipoglicemia);* cuando esto sucede, la situación se vuelve sumamente peligrosa para la vida de la persona afectada.

- Aprenda a ponerse las inyecciones de *insulina* usted mismo, una rutina que deberá repetir diariamente, durante toda su vida.
- Manténgase al tanto de cualquier tipo de infección que se pueda presentar en su cuerpo; si ésta se produce, vea al médico inmediatamente.
- Lleve una vida activa; haga ejercicios físicos moderados, pero constantes.
- Siga fielmente la dieta que le recomiende su médico y el especialista en Nutrición.

LA DIABETES DEL TIPO II

También hay pacientes con *diabetes del tipo II* que padecen de lo que muchas personas llaman "una forma moderada de la *diabetes"*. Por supuesto, este concepto es totalmente falso; si la condición se descuida, a la larga la persona puede sufrir las mismas complicaciones que se le presentan a los pacientes que padecen la *diabetes del tipo I* (dependientes de la *insulina).*

En el caso de los pacientes con *diabetes del tipo II,* el páncreas produce *insulina,* pero –por diferentes razones– el cuerpo pierde su capacidad para utilizarla debidamente. Como los azúcares no pueden ser utilizados, no llegan a las células. Van a la sangre y entonces sube el nivel de azúcar en ésta mientras que las células carecen de un elemento tan necesario para su alimentación y para la producción de energía.

Esta condición a largo plazo produce:

- Enfermedades cardíacas.
- Ceguera.
- Falla de los riñones (insuficiencia renal).
- Gangrena.

Son esas complicaciones, precisamente, las que convierten a la *diabetes* en la tercera causa importante de muertes a nivel mundial. Además, los niveles de *glucosa* por encima de los considerados normales producen otros problemas: cansancio, visión borrosa, sed constante, aumento en los

SINTOMAS DE LA DIABETES QUE NO DEBEN SER PASADOS POR ALTO

- Frecuencia al orinar; orinar durante la noche.
- Sed constante.
- Hambre intensa.
- Pérdida de peso, sin motivo aparente alguno.
- Fatiga frecuente.
- Visión borrosa.
- Infecciones frecuentes de la vejiga, la piel, las encías o los órganos del aparato urinario/reproductor.
- Cortaduras y lastimaduras que cicatrizan muy lentamente.
- Cosquilleo o entumecimiento de las manos y los pies.
- Escozor general, picazón.

niveles de *triglicéridos* (grasas en la sangre), disfunción sexual, etc. Una vez que el nivel de azúcar es normalizado, estos problemas se corrigen.

¿QUE PRODUCE LA DIABETES DEL TIPO II?

Existen muchas hipótesis sobre los factores que provocan la *diabetes del tipo II.* Por ejemplo:

- Está la hipótesis que se basa en el factor de que la obesidad es una causa fundamental de este tipo de *diabetes.* Y la misma tiene su fundamento en una realidad evidente: la obesidad está relacionada con la ingestión exagerada de alimentos y, a mayor cantidad de ellos, más necesidad de *insulina* tiene el organismo para procesarlos o metabolizarlos. Puede llegar un punto en que la demanda sea mayor que la producción, y ese desequilibrio es lo que provoca la *diabetes.*

  Es importante mencionar, asimismo, que cuando la persona que padece de *diabetes* baja de peso, su estado de salud mejora notablemente.

- También se culpa a la falta de ejercicio físico como causa de la *diabetes.* Si se examina esta hipótesis, también se encuentra una base razonable en ella: el ejercicio ayuda a quemar calorías, aliviando así la carga que pesaría sobre el páncreas de estar la persona llevando una vida completamente sedentaria.
- La tercera causa es la herencia. Las diferentes investigaciones científicas llevadas a cabo no permiten precisar exactamente los factores, pero sí se ha comprobado que la *diabetes* es una enfermedad que se manifiesta preferentemente en individuos que pertenecen a familias con antecedentes diabéticos.

LA NUEVA TERAPIA INTENSIVA CONTRA LA DIABETES

Las investigaciones y pruebas que pueden cambiar drásticamente la vida de millones de pacientes que padecen de *diabetes* en el mundo entero se realizaron en veintinueve centros médicos importantes de los Estados Unidos y Canadá, según informa la publicación médica norteamericana **The New England Journal Of Medicine** (en su edición de septiembre de 1993). El estudio comprendió a más de 1,400 personas que padecían de *diabetes* (todos voluntarios), y cuyas edades oscilaban entre los 13 y los 39 años, y los cuales padecían de la *diabetes del tipo I:*

- El 50% de estos pacientes, elegidos al azar, fueron sometidos al tratamiento usual; es decir, el tratamiento tradicional que consiste en inyecciones de *insulina* dos veces al día, dos comprobaciones al día del nivel de *glucosa* en la sangre, y –como complemento– una dieta equilibrada y un programa de ejercicios.
- El otro 50% de los pacientes de diabetes bajo estudio tenían como meta mantener el nivel de *glucosa* en su sangre lo más cercano a los

DIFERENTES TIPOS DE DIABETES (EN SINTESIS)

DIABETES INSIPIDUS

Se trata de un desajuste temporal del sistema endocrino del individuo, centrado en la glándula pituitaria. Afecta a ambos sexos, y se puede presentar a cualquier edad. No es una enfermedad muy común, y no está relacionada con la *diabetes mellitus.*

Síntomas:

- Sed excesiva, difícil de satisfacer.
- Deseos frecuentes de orinar.
- Sequedad en las manos.
- Estreñimiento.

Causas:

- La deficiencia de la *hormona anti-diurética (ADH)* que es elaborada por la glándula pituitaria. A veces esta deficiencia se debe a un tumor en la pituitaria o en el cerebro. También puede presentarse como consecuencia de un trauma o, en ocasiones, sin razón objetiva.
- Igualmente, puede presentarse debido a una enfermedad de los riñones, a un aneurisma, o a infecciones del cerebro (encefalitis o meningitis, por ejemplo).

DIABETES MELLITUS TIPO I (CON DEPENDENCIA DE LA INSULINA)

Es una enfermedad crónica que se presenta cuando el organismo es incapaz de elaborar el volumen de *insulina* necesaria para procesar las grasas, carbohidratos, y las proteínas. Este tipo de *diabetes* recibe el nombre de *diabetes del tipo I,* más común en la infancia, adolescencia, y en los adultos jóvenes, aunque también puede presentarse en las décadas de los 50 y 60 años, e inclusive en los mayores de 60 años de edad.

Síntomas:

- Sed excesiva.
- Pérdida de peso; apetito muy grande.
- Frecuentes deseos de orinar.
- Escozor en el área de los genitales.
- Propensión a las infecciones.
- Dificultades en la visión (en los estados ya más avanzados de la enfermedad).

Causas:

- Deficiencia en la *insulina* producida por el páncreas.

DIABETES MELLITUS TIPO II (SIN DEPENDENCIA DE LA INSULINA)

Es una deficiencia del metabolismo que se caracteriza porque el organismo no produce *insulina* en cantidades suficientes para procesar eficientemente los carbohidratos, las grasas, y las proteínas. Se presenta con mucha frecuencia en las personas obesas, y puede ser controlada mediante la pérdida de peso, y observando una dieta muy estricta.

Síntomas:

- Exceso de peso.
- Fatiga.
- Sed excesiva.
- Aumento en el apetito.
- Deseos frecuentes de orinar.

Todos los tipos de diabetes pueden causar complicaciones muy serias, aunque hoy en día eso no tiene por qué suceder.

promedios normales, en lo posible. Para lograrlo, debían hacerse las pruebas de comprobación de *glucosa* por lo menos cuatro veces al día (y, en ocasiones, hasta una quinta vez en la noche, entre las 2 y las 4 de la mañana). En cuanto a la *insulina,* se inyectaban por lo menos tres veces al día.

Asimismo, había otra diferencia en el tratamiento intensivo que estos pacientes recibían con los métodos de control considerados tradicionales: las dosis de *insulina* debían ser ajustadas a los resultados de la última prueba de *glucosa* a la que se sometían, y a las comidas y ejercicios planificados para ese día específico.

Igualmente –y como complemento de este tratamiento intensivo– los pacientes dentro de este grupo se reunían regularmente con sicólogos y enfermeras especializadas en Nutrición para considerar los progresos que estaban logrando para controlar la enfermedad.

LOS RESULTADOS DE ESTE TRATAMIENTO INTENSIVO PARA CONTROLAR LA DIABETES... ¡SORPRENDENTES!

- Al comenzar estas investigaciones, el promedio de nivel de *glucosa* en la sangre de los participantes de ambos tipos de *diabetes* (tratados con los métodos tradicionales) era aproximadamente de 230 miligramos de glucosa por decilitro de sangre (mg/dl).
- Seis años después, los pacientes bajo el tratamiento tradicional continuaban con el nivel de *glucosa* inicial; sin embargo, el grupo que seguía el *tratamiento intensivo* mostró niveles de *glucosa* de aproximadamente 155 mg/dl. Estos niveles son lo suficientemente bajos como para evitar (en un 60%) los riesgos de sufrir las complicaciones degenerativas del organismo que son causadas por la *diabetes.*

En otras palabras, este nuevo tratamiento intensivo para controlar la *diabetes* permitía reducir considerablemente los desajustes metabólicos que –por regla general– son los que provocan la muerte al paciente, o los que le causan algún tipo de incapacidad física (la ceguera y la impotencia sexual, entre ellos).

LOS BENEFICIOS DE LA TERAPIA INTENSIVA

- Los trastornos visuales. Los problemas visuales pueden llegar a ser

¡CONTROLAR EL PESO ES BASICO!

■ Si usted padece de *diabetes* y tiene un exceso de peso, considere que ese exceso de grasa disminuye la efectividad de la *insulina* que produce su páncreas (o el efecto de las pastillas o de la *insulina,* como parte del tratamiento para controlar la *diabetes).* Por lo tanto, mantener el peso bajo control es fundamental en esta enfermedad.

■ También, desde luego, está expuesto a desarrollar problemas cardíacos de todo tipo. Debido a eso, si el tratamiento que recomienda el especialista es el de tipo intensivo e incluye insulina, usted tendrá que vigilar su peso aún más estrechamente, porque las inyecciones frecuentes de insulina pueden provocar el aumento de peso debido a que:

a) no se eliminan tantas calorías por medio de la orina;
b) o puede causar que el paciente coma más, más que todo debido a cantidades mayores de *insulina* que las necesarias; u
c) otros posibles factores todavía no bien conocidos.

ciones en este sentido deben durar entre 2 y 4 años para obtener datos que sean más precisos y confiables.

■ El ejercicio físico, combinado con la dieta de carbohidratos complejos, poca grasa y la mínima cantidad de proteína necesaria para los procesos vitales, es otro tratamiento que se recomienda mucho para las personas que padecen de *diabetes.* No obstante, contra este tipo de tratamiento hay especialistas que opinan que "los efectos del ejercicio físico no duran más que 12 horas", a lo que otros responden que, en ese caso, "la solución está en hacerlos por lo menos durante 3 ó 4 días a la semana". Así el paciente que padece de diabetes se beneficiará por más tiempo con sus efectos.

Descontando las causas hereditarias o genéticas de la *diabetes* (sobre las cuales no puede hacerse nada, como es evidente) es posible prevenir esta

EJERCICIOS FISICOS: EL COMPLEMENTO IDEAL PARA TODO TRATAMIENTO DE LA DIABETES

- Si usted padece de *diabetes del tipo II* y hace ejercicios aeróbicos, obliga a su organismo a quemar más azúcar y, al mismo tiempo, contribuye a desarrollar la sensibilidad de las células hacia la insulina que reciben.
- Además, el ejercicio físico lo ayuda a controlar su peso y a reducir el riesgo de que se presenten los accidentes cardiovasculares (infartos y ataques al corazón).

enfermedad evitando la obesidad, llevando un estilo de vida más activo, y controlando la tendencia a tomar muy en serio todos los inconvenientes que se nos presentan en la vida diaria, conscientes de que no podemos evitarlos. Todo esto se traduce en las siguientes recomendaciones básicas:

- Lleve un régimen de vida sano, en el que debe observar una dieta debidamente balanceada.
- Haga ejercicios físicos moderados pero constantes (por lo menos tres veces a la semana).
- Trate de controlar en todo momento las tensiones nerviosas y las emociones intensas, así como todas las situaciones que compruebe que generan estrés en usted.

Precaver es mejor que lamentar, y como las complicaciones de la *diabetes* pueden ser tantas (y tan graves), bien vale la pena hacer los sacrificios que la prevengan.

MEDIR EL NIVEL DE LA GLUCOSA EN LA SANGRE... ¡FUNDAMENTAL!

■ Para toda persona que padece de *diabetes,* la medición del *nivel de la glucosa* en la sangre es fundamental. Para ello existen pequeñas máquinas *(glucómetros)* que ofrecen una lectura instantánea, automática. El especialista puede orientarlo para adquirir la que estime más conveniente, debido a que existe una amplia variedad de modelos en el mercado.

■ El más simple de los procedimientos para medir el *nivel de la glucosa* en la sangre consiste en pincharse un dedo y dejar caer una gota de sangre sobre una tira de un papel especial que ha sido tratado químicamente para hacer estas mediciones. Después, sólo hay que comparar la intensidad del resultado obtenido con una tabla de colores.

■ Si usted está bajo el tratamiento tradicional contra la *diabetes,* deberá hacerse de 1 a 2 mediciones diarias; de nuevo, el endocrinólogo es quien debe orientarlo.

■ Si se halla bajo el *tratamiento intensivo,* entre 3 y 7 mediciones diarias es lo indicado.

■ Si usted no toma *insulina* por vía oral o intramuscular, debe hacerse de todos modos mediciones diarias.

MUY IMPORTANTE: Es fundamental tener presente que toda persona que padece de *diabetes* debe ver a su médico cada cierto número de meses (el especialista puede aconsejarlo en este aspecto; dos o tres meses es lo indicado) para someterse a un examen general, incluyendo una prueba para medir el nivel de *glucosa* en la sangre (la *prueba de la glico-hemoglobina* o *hemoglobina A/C).* Esta lectura ofrece un promedio del control del azúcar de los últimos dos o tres meses; el médico puede así evaluar los niveles de *glucosa* en la sangre... e imponer el tipo de tratamiento que considere como el más adecuado en ese momento.

CAPITULO 2

SI EL DIAGNOSTICO ES DIABETES, ¡HAY QUE APRENDER A VIVIR CON LA ENFERMEDAD!

Cuando una persona recibe de repente el diagnóstico de que sufre de *diabetes,* no sólo se desconcierta (porque probablemente nunca antes se le presentaron síntomas que pudieran sugerir la presencia de la condición), sino que lo invaden sentimientos de temor y ansiedad. Hoy, cada día es mayor el número de personas que sufren de esta peligrosa enfermedad, la cual requiere hacer importantes ajustes en el estilo de vida que se ha seguido hasta el momento del diagnóstico. En este libro le ofrecemos la orientación necesaria para controlar la enfermedad, sin permitir que ésta llegue a controlar su vida.

Consideremos un caso típico: hace apenas un año, **Sandra S.** se fracturó su pierna izquierda y tuvo que mantenerla inmovilizada por varias semanas. Unos meses atrás, fue afectada por una fuerte gripe que la obligó a permanecer tres días en cama, sin ir al trabajo... Y hace sólo una semana, experimentó un dolor de cabeza tan intenso que sólo pudo vencer después de unas horas de sueño y varios calmantes. ¡Son esos pequeños problemas que pueden afectar la salud de todos los seres humanos, pero sólo temporalmente! Ahora, sin embargo, el especialista acaba de diagnosticar que Sandra ha desarrollado **diabetes mellitus**... y en esta ocasión no habrán ni píldoras ni horas de sueño que puedan curarla. Su enfermedad es crónica; es decir, continuará afectándola por el resto de su vida. Por lo tanto, no es de extrañar que Sandra se sienta deprimida, temerosa y angustiada con respecto a un futuro que ella misma califica de incierto. Sorpresiva e inesperadamente, su cuerpo ha comenzado a requerir una atención especial que nunca antes había necesitado, y está consciente de que debe hacer una serie de modificaciones importantes en su estilo de vida: desde observar un régimen de alimentación estricto y seguir regularmente un programa de ejercicios físicos, hasta someterse diariamente a análisis para comprobar el nivel de glucosa en su sangre, así como a reconocimientos médicos periódicos.

Es normal que al transcurrir los días, las emociones negativas en Sandra se vuelvan más intensas. Se niega a aceptar que a su edad (35 años) se vea afectada por una enfermedad tan peligrosa como la *diabetes,* y no comprende por qué nunca se manifestaron en ella síntomas definidos de la condición (la *diabetes* le fue diagnosticada durante un examen médico de rutina, requerido por la empresa para la cual trabaja). En cierta forma siente que ha perdido completamente el control de su vida, y hay días en que se se deja embargar por un estado depresivo tan intenso que sólo puede superar con la ayuda de su esposo y sus familiares más cercanos, los cuales están igualmente desconcertados ante la nueva situación por la que atraviesa Sandra. Pero... ¿qué puede hacer? ¿Cómo puede enfrentarse a esta enfermedad que la acompañará durante el resto de su existencia?

Es importante aclarar que la situación en que se halla Sandra no es única, ni extraña; tampoco es exagerada. Prácticamente todas las personas que reciben el diagnóstico de estar afectadas por una enfermedad crónica tan peligrosa como la *diabetes* (y son muchas las que anualmente lo reciben, ya que se observa un incremento significativo en el número de casos de *diabetes* en los últimos años, independientemente de la edad o el sexo), invariablemente salen del consultorio del médico sintiéndose confundidas y atemorizadas. No importa que el especialista les asegure que la *diabetes* es una enfermedad que en la actualidad puede ser debidamente controlada, sin que se presenten complicaciones (si se sigue el plan indicado por el endocrinólogo), y que los ajustes en el estilo de vida son en verdad mínimos; en la práctica, las personas afectadas no pueden dejar de pensar en los peligros y complicaciones que la enfermedad encierra: trastornos críticos en el funcionamiento de los riñones, problemas cardiovasculares, retinopatía (o enfermedad degenerativa de la retina), daño a los nervios y músculos, e inclusive la ceguera.

Pero, ¿podrán estas personas que se enfrentan al diagnóstico de que sufren de *diabetes mellitus* recuperar su equilibrio otra vez? ¿Volverán alguna vez estos pacientes a sentirse tan optimistas ante la vida y tan confiados como antes? ¿Qué se puede hacer cuando se recibe un diagnóstico de que se padece de *diabetes...?* ¿Es posible controlar la depresión natural que causa el estar consciente de que se padece de una enfermedad incurable? ¿Cómo se puede aprender a vivir con esta enfermedad...?

DEPRESION DIABETICA: ¿POR QUE LOS ESTADOS DEPRESIVOS SON MAS FRECUENTES EN LOS DIABETICOS?

De acuerdo a estudios y comparaciones estadísticas:

- La *depresión* es mucho más frecuente en las personas que padecen de *diabetes* que en aquéllas que no presentan problemas de salud.
- Asimismo, se estima que la llamada **depresión diabética** es una condición que afecta entre el 15% y el 20% de los diabéticos, sin que importe si la *diabetes* es del *tipo I* (dependiente de la insulina) o del *tipo II* (no dependiente de la insulina).

No es que la *diabetes* cause los estados depresivos, pero hasta el presente los investigadores no han logrado determinar por qué la depresión es mucho más frecuentes en los diabéticos, aunque sí algunos especialistas consideran que hay factores físicos y mentales en las personas que sufren de *diabetes* que pueden activar los procesos depresivos. ¿Por qué?

- La persona diabética debe observar una serie de medidas para controlar la enfermedad que la aflige (análisis de sangre constantes, regímenes alimenticios muy estrictos, tomar medicamentos, etc.), y no hay duda de que todo esto representa un nivel de estrés mayor que fácilmente puede desencadenar estados depresivos.

- En aquellos casos en que la *diabetes* ha avanzado descontroladamente, el paciente se ve obligado a enfrentarse a una serie de complicaciones que afectan su salud: desde el deterioro progresivo de la visión y las deficiencias renales, hasta la pérdida de las funciones sexuales.
- Además, algunos científicos estiman que la *diabetes* puede generar cambios químicos en el organismo, los cuales son responsables de los estados depresivos.

¿COMO SE DIAGNOSTICA LA DEPRESION CAUSADA POR LA DIABETES?

En términos generales, la depresión es una condición difícil de identificar; muchas personas no logran definir si en realidad están "deprimidas" o simplemente "tristes". En general, los especialistas han identificado una serie de síntomas específicos que están directamente asociados a los estados depresivos. Estos son:

- Una sensación de tristeza que no logra ser controlada.
- Estados de irritabilidad extrema.
- La pérdida del interés en actividades que antes proporcionaban placer o satisfacción (por ejemplo, conversar con los amigos y familiares, viajar, dedicarse a algún pasatiempo específico, etc.).
- Los cambios en los patrones del sueño. A la persona le es difícil conciliar el sueño, se despierta frecuentemente durante la noche, le invaden estados de somnolencia durante el día...
- El despertar más temprano de lo normal en las mañanas (entre las 4 a.m. y las 6 a.m.), sin que sea posible volver a conciliar el sueño.
- Los episodios de insomnio.
- El incremento en el apetito (o la situación opuesta); la pérdida (o aumento) del peso corporal en un período relativamente corto de tiempo.
- La dificultad para concentrarse. Por ejemplo, a la persona deprimida le resulta difícil concentrarse en la lectura de un artículo que le interese, o ver un programa de televisión que le agrade, debido a que otros pensamientos le interrumpen el grado de concentración necesario para involucrarse en estas actividades.

- La pérdida de la energía habitual.
- El nerviosismo y los estados de ansiedad.
- Los sentimientos de culpabilidad con respecto a otras personas.
- El sentir que la vida no tiene mayor sentido y que el esfuerzo por alcanzar metas establecidas en realidad no vale la pena.

Cualquier persona que presente tres (o más) de estos síntomas –y que los mismos se mantengan vigentes por dos (o más) semanas– probablemente está deprimida y requiere ayuda profesional. Por supuesto, si entre los síntomas se manifiesta el de no querer seguir viviendo (es decir, si surgen pensamientos suicidas), la situación adquiere características de crisis, y la orientación siquiátrica debe ser inmediata. De cualquier forma, es preciso tomar en consideración que los síntomas que presenta la persona deprimida hacen que no pueda funcionar debidamente en situaciones sociales o en el trabajo.

Lamentablemente, muchas personas que se ven embargadas por estados depresivos no están conscientes de que sufren de *diabetes,* ya que la condición con frecuencia no es diagnosticada debido a que la persona no logra identificar debidamente los síntomas de la enfermedad (se estima que en la actualidad millones de personas que sufren de *diabetes* no están conscientes de ello). En muchos de estos casos, la depresión que estos individuos experimentan puede ser desencadenada por la *diabetes;* de ser así, la situación requiere un tratamiento especial para que pueda ser controlada. Por lo tanto, es fundamental que las personas que normalmente padecen de depresión se sometan a exámenes físicos para determinar si la condición depresiva está siendo activada por un nivel elevado de azúcar en la sangre.

¿POR QUE SE HACE TAN DIFICIL DIAGNOSTICAR LA DEPRESION DIABETICA?

Son varios factores los que dificultan que la *depresión diabética* sea diagnosticada, como primer paso para controlarla:

- Algunos especialistas presumen que la depresión es un factor natural en las personas que sufren de una enfermedad crónica como la *diabetes,* y por este motivo no le prestan mayor atención.
- Otros no están familiarizados con los síntomas de la *depresión dia-*

bética, y muchos no están debidamente familiarizados con los diferentes tratamientos a los cuales se puede recurrir.

- Además, como el promedio de tiempo que el paciente diabético pasa frente al endocrinólogo que atiende su condición (según estadísticas internacionales) es de aproximadamente quince minutos, en muchas ocasiones no logra informarle al profesional que sufre de estados depresivos, ya que su preocupación principal es lograr el control de la enfermedad y no lo que tal vez considera que son "complicaciones emocionales".

Esta situación puede ser considerada grave:

- En primer lugar es preciso considerar que la *depresión diabética* hace que el paciente se despreocupe en el control del nivel de azúcar en la sangre, un factor que es la causa principal de la mayoría de las complicaciones relacionadas con la *diabetes.*
- Asimismo, la depresión contribuye a que el paciente aumente de peso y lleve un estilo de vida sedentario, dos factores que provocan que el nivel de azúcar aumente en la sangre... y la salud empeore, desde luego.
- También se ha comprobado que la persona deprimida deja de preocuparse por su salud, y con frecuencia se refugia en los cigarrillos y en el alcohol, dos elementos que afectan severamente la condición diabética.
- Y para complicar aún más la situación, los diabéticos son más sensibles a los síntomas físicos de la enfermedad. Por ejemplo, el *dolor neuropático* que es percibido normalmente como una molestia intermitente puede volverse intolerable durante un estado depresivo.

¿COMO ENFRENTARSE A LA DIABETES?

A pesar de esos primeros momentos de terrible ansiedad, angustia y depresión que son inevitables después de recibir un diagnóstico de *dia-*

LOS TRATAMIENTOS PARA CONTROLAR LA DEPRESION DIABETICA

Afortunadamente, la *depresión diabética* –una vez que es diagnosticada– puede ser tratada con éxito en la inmensa mayoría de los casos. Los dos métodos principales de tratamiento son:

- El empleo de medicamentos.
- La sicoterapia.

Ambos métodos son efectivos, pero muchos pacientes obtienen mayores beneficios si reciben los mismos en combinación; es decir, uno apoya al otro.

- Los médicos de familia y los especialistas en *diabetes* por lo general tratan la *depresión diabética* mediante medicamentos antidepresivos (como el *Prozac,* el *Paxil,* el *Zoloft* y el *Elavil),* además de que ofrecen recomendaciones que orienten al paciente.
- Los sicólogos ofrecen exclusivamente orientación.
- Los siquiatras emplean una combinación de los medicamentos y la sicoterapia, aunque por lo general el énfasis del tratamiento que imponen se basa en los medicamentos.

Una vez que el paciente que sufre de *depresión diabética* comienza a ser tratado, por lo general se recupera de los estados depresivos que lo embargan en un período promedio de tres meses. Es importante enfatizar que la *depresión* en sí es el problema emocional que con mayor éxito puede ser controlado en la actualidad; así, la mayoría de los pacientes que sufren de *depresión diabética* y que reciben la combinación de medicamentos y orientación terapéutica normalizan sus vidas en un período que oscila entre tres y seis meses.

betes, el equilibrio emocional finalmente se restablece, y el paciente llega a tomar consciencia de que su enfermedad puede ser controlada una vez que comprenda (y acepte) todo lo relacionado con ella:

- Si usted acaba de recibir un diagnóstico de *diabetes,* comience por concientizar que si adopta una serie de cambios y ajustes en sus hábitos, podrá continuar viviendo normalmente... a pesar de los muchos peligros que representa la enfermedad que lo afecta.

Si logra aceptar esta realidad, ya habrá dado un paso importante para enfrentarse a la *diabetes.* No obstante, también es conveniente identificar la forma en que habitualmente usted lidia con los problemas a los que debe enfrentarse para que no se sienta desconcertado con respecto a la forma en que el diagnóstico va a influir en sus emociones... y, también, para que no desconcierte a las personas a su alrededor, que quieren ayudarlo, pero que no saben cuál es la mejor forma de hacerlo.

Aunque casi todas las personas se ven embargadas por temores similares cuando se les informa que han desarrollado la *diabetes,* no todas lidian con estos temores de la misma forma. Por ello, es importante realizar cierto análisis introspectivo antes de decidir cuál es la forma que resultará más efectiva de comportarse en su caso particular. Por ejemplo, considere las siguientes preguntas:

- ¿Se siente mejor si habla con sus familiares, amigos, o compañeros de trabajo sobre su enfermedad... o es usted de las personas que prefieren mantener absoluta discreción con respecto a los problemas que lo afectan?
- ¿Preferiría usted pasar de una manera radical a una dieta estricta que le permita controlar el nivel de azúcar en su sangre, o le resultaría más cómodo elegir los alimentos apropiados dentro de los que ya usted está acostumbrado a comer... y hacer ajustes graduales (siempre de acuerdo con el médico, desde luego)?
- Identifique cómo reacciona usted ante los reveses que invariablemente presenta la vida en alguno que otro momento. Por ejemplo: ¿siente lástima de sí mismo, ira ante una situación que no puede controlar... o acepta como algo natural la situación a la que deba enfrentarse, satisfecho de las muchas otras bendiciones que la vida le ha otorgado?

Desde luego, muy pocas personas son estables en sus emociones al recibir el diagnóstico de que padecen de una enfermedad crónica. Por lo general, aquéllas que son habitualmente serenas y tranquilas en sus reacciones, pueden deprimirse profundamente ante la incertidumbre que representa la salud afectada. Otras que se caracterizan por su dinamismo, pueden mostrarse alarmantemente tranquilas en determinados momentos. Por lo tanto, cualquiera que sea su manera de reaccionar, es importante que identifique los procesos emocionales por los que está atravesando... y que no los trate de reprimir. Considere:

- Si usted insiste en modificar su manera de ser en estos instantes de desconcierto inicial ante la salud afectada, es muy posible que se sienta frustrado y sometido a niveles de estrés que pueden, inclusive, afectar su condición.
- Sin embargo, si se acepta a sí mismo y se permite reaccionar de la forma en que lo hace habitualmente, se sentirá mucho mejor... y estará en mejor disposición de hacer los ajustes correspondientes para ajustarse a la realidad que le afecta y continuar adelante con su vida.

AHORA... ¡EJERZA CONTROL!

Consideremos que ya usted ha experimentado todas las emociones que puede provocar un diagnóstico de *diabetes:* se ha sentido deprimido, ha tenido momentos de aceptación, se ha rebelado contra el destino, y finalmente ha recuperado el optimismo normal que lo ha caracterizado en otros momentos de su vida. El siguiente paso será determinar cómo va a actuar en lo sucesivo para hacerle frente a la enfermedad, y qué medidas va a tomar para evitar afectar negativamente a las personas a su alrededor; es decir, a sus seres más queridos. Por ejemplo:

- Si usted exterioriza sus sentimientos con respecto a la *diabetes* (de queja, de depresión, de aceptación, de rebeldía) es probable que desconcierte a las personas más allegadas a usted, las cuales no sabrán cómo ofrecerle su apoyo y, lo más frecuente, es que guarden un silencio que usted también podría interpretar de diferentes maneras: desde falta de interés hasta lástima. Esto puede provocar tensiones, fricciones, e inclusive conflictos innecesarios.
- Si usted decide callar sus emociones al saber que padece una enfermedad crónica, la realidad es que estará levantando obstáculos entre

usted y las personas más allegadas para hablar abiertamente sobre la condición que lo afecta. De nuevo, provocará el desconcierto entre estos individuos a su alrededor... y usted se estará privando de recibir un apoyo que puede hacerle mucho bien en el aspecto emocional.

Considerando estas dos posibilidades, si los miembros de su familia no parecen reaccionar ante la *diabetes* que lo afecta como usted hubiera esperado que hicieran, hable abiertamente sobre la situación:

- Muchas veces las dificultades que surgen en el seno familiar debido a una enfermedad crónica que de repente se manifiesta en uno de sus miembros son mayores de lo que podemos imaginar (debido a las diferentes formas de reaccionar de cada persona) y por ello es la comunicación abierta la mejor forma de neutralizar los desconciertos que hayan podido surgir con las personas más allegadas a usted.

No obstante, cualquiera que sea la reacción de los miembros de su familia (o personas con las que trata diariamente), recuerde que ellos también están aprendiendo a enfrentarse a la condición crónica que lo afecta en estos momentos, la cual de alguna manera también va a afectar sus vidas, no sólo la suya.

Pero en todo caso, no cometa el error en el que incurren algunas personas, al pensar que como sus seres queridos no reaccionan ante su enfermedad de la forma en que esperarían, ello se debe a que existe falta de amor o de comprensión por parte de ellos. Por lo tanto, es fundamental que la persona que de repente se ve afectada por una enfermedad crónica mantenga muy abiertas las líneas de comunicación con los seres que más le importan.

CONVIERTA LA DIABETES EN PARTE DE SU VIDA, NO EN EL CENTRO DE SU VIDA

La mejor manera de controlar la *diabetes* consiste en integrar la enfermedad a su forma habitual de vivir. No importa cuán estricto y difícil pueda ser su nuevo régimen de vida, la *diabetes* no tiene necesariamente que dominar su existencia, a no ser que usted lo permita. Sí, no hay duda de que este diagnóstico modificará en muchas formas sus hábitos diarios. Por ejemplo:

- Tendrá que analizar su nivel de glucosa en la sangre por lo menos una vez al día (dependiendo del tipo de *diabetes* que le haya sido diagnosticada: *tipo I,* dependiente en la insulina; o *tipo II,* no dependiente en la insulina).
- Deberá tomar determinados medicamentos, especialmente si sufre de la *diabetes del tipo II,* no dependiente de la insulina, la cual puede ser controlada por medio de medicinas.
- Tendrá que inyectarse determinadas dosis de insulina (si sufre de *diabetes del tipo I).*
- Será preciso que vigile cada alimento que ingiera, y las cantidades... lo cual requiere un esfuerzo y una disciplina grande de su parte.
- Deberá seguir un programa de ejercicios físicos... aunque hasta el presente quizás haya llevado un estilo de vida totalmente sedentario.

Y, sí, la *diabetes* va a estar con usted para siempre. Pero, ¿significa ello que usted va a dejar de lado el resto de sus ocupaciones e intereses? ¿Dónde queda todo lo demás? Por ello es preciso enfatizar una vez más la recomendación fundamental al llegar a este punto:

- Haga de su enfermedad una parte de su mundo, no el centro de su mundo.

Es decir, concéntrese en las actividades que siempre le han proporcionado placer: la familia, su trabajo, los estudios, la lectura, el cine, escuchar música, los deportes, las manualidades... Y entreténgase con cualquier otra actividad que le resulte interesante: un viaje que se aproxima, un proyecto profesional... inclusive las tareas rutinarias de la casa.

Si se siente desconcertado y comprueba que la *diabetes* está comenzando a controlar su vida, haga entonces una lista en la que puede enumerar todos los aspectos en que considere que la *diabetes* está creando algún tipo de conflicto con su estilo de vida previo. Por ejemplo, responda a las siguientes preguntas:

- ¿Le obliga la enfermedad a hacer ejercicios en los momentos en que antes usted prefería ver la televisión... o estar junto a su familia?
- ¿Siente que se está privando de alimentos que antes eran parte fundamental de su dieta, por lo mucho que le gustaban?
- ¿Le preocupa el futuro desarrollo de la enfermedad, y debido a ello no siente deseos de involucrarse en actividades que antes le atraían...?

Si responde afirmativamente a cualquiera de estas tres preguntas (o a cualquier otra que usted se plantee), admita que la *diabetes* está interfiriendo en su vida. Pero seguidamente, enumere en otra lista todas las posibles soluciones para cada situación de conflicto que surja.

Por ejemplo:

- Si usted siente que le resulta muy difícil salir a caminar o a hacer ejercicios por sí mismo, invite a un amigo, o a un familiar... o, sencillamente, inscríbase en un gimnasio, donde nunca le faltará compañía. Es más, también pudiera invertir una suma moderada en una bicicleta estacionaria, desde la cual podrá leer y ver televisión al mismo tiempo que se ejercita. También puede estacionar su automóvil a unas 5 ó 6 cuadras del trabajo e ir caminando hasta la oficina, para de esta forma incrementar su nivel de actividad física. O puede subir las escaleras en lugar de tomar el elevador... o abandonar el autobús una parada antes de la suya para caminar un poco más.
- Si le es terriblemente difícil privarse de determinados alimentos que eran de su preferencia, hable con el médico para estudiar la posibilidad de hacer sustituciones adecuadas en la dieta. De igual forma, usted puede seguir disfrutando muchas de esas recetas de cocina que tanto le gustan; sólo deberá hacer algunas variaciones en sus ingredientes. El objetivo es hacer ajustes que le ayuden a mantenerse saludable y satisfecho.
- Si las preocupaciones son muchas, considere formas de mantenerse entretenido. ¡Hay muchas!

Es decir, analice sus problemas y conflictos en una forma creativa. Una vez que usted haya integrado la *diabetes* a su mundo, entonces comprobará que la enfermedad no domina su vida... porque usted no lo permite. Podrá despertarse en la mañana e irse a dormir en la noche pensando en todas las actividades del día... ¡y no precisamente en la *diabetes!*

¡CUIDADO CON LAS EMOCIONES!

No se engañe: aprender a vivir con la *diabetes* es un proceso en el que se le presentarán numerosos altibajos emocionales. Algunos enfermos comparan la situación con "deslizarse en una tabla sobre una ola en el océano": unas veces usted se sentirá que está en la cresta de la ola, otras le parecerá que la ola se lo traga. Hacer los ajustes necesarios para enfrentarse a todas estas fluctuaciones emocionales requerirá una gran flexibilidad de su parte. Aunque no hay duda de que usted puede ser capaz de controlar los elementos físicos necesarios para dominar su enfermedad, lo más probable es que no pueda neutralizar las emociones que experimentará ante cada nueva situación a la que deba enfrentarse: un día puede sentirse invencible, saturado de energías, absolutamente seguro de que podrá controlar la *diabetes* sin ayuda de nadie... pero a la mañana siguiente, quizás se levante embargado por la ansiedad, deprimido, y con el temor de que se le pueden presentar las complicaciones que surgen cuando la *diabetes* no es debidamente atendida. ¡Esa es la naturaleza de las emociones en el ser humano! Las mismas están variando constantemente, y esto sucede con mayor frecuencia cuando se está aprendiendo a vivir con una enfermedad para la cual aún no existe una cura sino únicamente métodos de control.

¿Qué puede hacer en este sentido?

- Como las emociones humanas son muy complejas e impredecibles, trate de enfrentarse a cada situación según ésta se presente. Además, piense que sus cambios emocionales serán menos frecuentes y extremos a medida que el tiempo transcurra y usted vaya dándose cuenta que vivir con la *diabetes* no es tan difícil como pudo haber pensado en el momento en que el médico le dio el diagnóstico.

  El tiempo también le ayudará de otra manera: una vez que usted haya estado deprimido en algún momento, si la depresión se vuelve a manifestar, podrá reconocer sus síntomas en cuanto aparezcan y evadirla. Además, tenga en cuenta que la *diabetes* no es el único elemento en su vida que puede causarle depresión y angustia. Mire a su alrededor e identifique otras situaciones y problemas que también puedan estar afectando su estado de ánimo. Por supuesto, neutralícelos rápidamente.
- Desde luego, si usted tiene más momentos negativos que positivos, si sus emociones fluctúan frecuentemente, o si usted comprueba que se siente seriamente deprimido, hable con un sicólogo o siquiatra que pueda ofrecerle la orientación que indudablemente requiere.

Tenga presente en todo momento que usted puede aprender a lidiar positivamente con la *diabetes*. No es fácil, es cierto... pero es una enfermedad crónica que sí se puede controlar. La decisión más adecuada consiste en enfrentarse a ella en los términos que la misma impone... ¡y aprender a disfrutar –física y emocionalmente– de su nuevo estilo de vida!

7 ESTRATEGIAS PARA HACERLE FRENTE A LA DIABETES

1
Evite tomar otras decisiones importantes durante los primeros tiempos después de haber recibido el diagnóstico de que sufre de diabetes.

Con todos los cambios que deberá experimentar su vida después de recibir el diagnóstico de *diabetes,* es evidente que éste no es momento para hacer más variaciones. Posponga cualquier decisión importante que esté considerando: una mudada, un cambio de trabajo, un rompimiento sentimental, etc.

2
Infórmese (lo más posible) en todos los aspectos relacionados con la diabetes.

Infórmese debidamente sobre el tipo específico de *diabetes* que usted presenta: lea libros sobre el tema, asista a conferencias y reuniones de información, incorpórese a grupos de apoyo para los diabéticos, pregúntele a su médico todo lo que desea saber. Comprenda por qué debe o no tomar medicamentos, perder peso, visitar periódicamente a un oftalmólogo, examinar la piel de su cuerpo (especialmente los pies). Es decir, participe en el propio cuidado de su salud.

3
Desarrolle un plan de alimentación personal.

Vea a un especialista en Nutrición, si le es posible... y siga sus recomendaciones, al pie de la letra. Desde luego, su médico también puede recomendarle la dieta que debe seguir para mantener bajo control el nivel de azúcar en la sangre. Asimismo, lea las etiquetas de todos los productos alimenticios que consume (evite aquéllos que sean ricos en grasas o de alto contenido de azúcar), considere también las recetas bajas en grasa y libres de azúcar... Inclusive puede tomar clases de cocina especializada para las personas que sufren de *diabetes.* Defina cuáles son los platos y alimentos saludables que realmente le gustan, y decida cómo puede incorporarlos a su menú personal (en este sentido, la orientación del especialista en Nutrición puede ser muy efectiva).

4
Ayude a las personas a su alrededor a lidiar con su diabetes.

Tenga siempre presente que sus familiares y amigos más allegados también se están enfrentando a una situación muy similar a la suya, y es natural que el proceso provoque en ellos determinados niveles de ansiedad y desconcierto. ¡Oriéntelos! Explíqueles, por ejemplo, en qué consiste su enfermedad y cuáles son los cambios en su estilo de vida que la misma exige. Hágales saber que usted comprende sus preocupaciones, y pregúnteles si desean incorporarse a su nuevo plan de alimentación y ejercicios. Cuando los invite a compartir sus ansiedades, no sólo proyectará usted la imagen de que se halla en control de su vida, sino que realmente se sentirá que está en control de la situación.

5
En todo momento, mantenga una auto-imagen positiva.

La imagen que tenemos de nosotros mismos (la llamada *auto-imagen)* depende en gran parte del modo en que percibimos nuestro cuerpo... y es importante estar conscientes de que la *diabetes* puede afectar seriamente esa *auto-imagen,* por muy definida y sólida que la misma sea.

Por ejemplo: lo más probable es que antes de recibir el diagnóstico usted se viera a sí mismo como una persona saludable, independiente, decidida a luchar en la vida para alcanzar las metas que se hubiera trazado. ¿Al saber que está afectado por la *diabetes?* Quizás se sienta enfermo (aunque no se manifiesten síntomas), deprimido, dependiente de otros, incapaz (o sin mayores deseos) de luchar en la vida. Sin embargo, su *auto-imagen* de antes de la enfermedad no tiene por qué deteriorarse ante el hecho de que padece de una condición crónica. Dése a sí mismo el debido crédito por tener la fortaleza de espíritu que lo ha hecho capaz de enfrentarse a un problema serio de salud. Entre los factores a considerar al hacer una re-evaluación de su *auto-imagen,* no se olvide de tomar en cuenta su valor para lidiar con una enfermedad crónica tan compleja como la *diabetes...* Eso requiere valentía, decisión, y disciplina... ¡y usted –evidentemente– las tiene!

6
Propóngase objetivos que no estén relacionados con la diabetes... ¡y luche por alcanzarlos!

¿Siempre había querido cultivar un jardín de flores... y había pospuesto una y otra vez el momento de comenzar a hacerlo? Trate de involucrarse en ese proyecto, ¡cuanto antes! ¿Deseaba estudiar francés, pero no disponía de tiempo para hacerlo? Busque un maestro, y tome las clases. Es importante que de alguna manera se consienta un poquito en estos momentos en que se ha tenido que enfrentar tan sorpresivamente a un problema de salud tan serio como es el padecer de *diabetes.* Cualquier actividad agradable que se proponga en estos momentos, lo mantendrá entretenido y no le permitirá estar pensando en todo momento en su enfermedad y en todas las limitaciones que la misma impone.

7
¡Planifique su futuro!

No se desaliente por el hecho de que sufre de una enfermedad crónica. Programe sus vacaciones... y con el mismo entusiasmo de antes. Participe en eventos sociales... . Involúcrese en la práctica de deportes o de actividades que realmente le complazcan. Si se controla debidamente, la *diabetes* no va a acortar sus años de vida. Evidentemente, usted tiene un futuro largo y brillante... Por lo tanto, ¡prepárese para disfrutarlo con toda la intensidad de la que sea capaz!

CAPITULO 3

10 MITOS SOBRE LA INSULINA QUE TODA PERSONA DEBE CONOCER

De acuerdo con las estadísticas de la **Organización Mundial de la Salud (OMS)**, en la actualidad millones de personas en todo el mundo sufren de *diabetes...* ¡y no lo saben! Muchas necesitan **insulina** para controlar la condición, pero –según las encuestas llevadas a cabo al respecto– la mayoría de las personas ni siquiera saben qué es la insulina (aunque reconozcan el nombre), qué glándula la elabora, y cuáles son sus funciones en el organismo.

- La *insulina* es una hormona elaborada por el *páncreas* (una glándula ubicada en el vientre, en forma transversal, detrás del estómago) en cantidades variables que dependen de los niveles de *glucosa* (azúcar) en la sangre.

Los *carbohidratos* que obtiene el cuerpo en los alimentos que se ingieren son absorbidos en forma de *glucosa,* incrementando el nivel de *glucosa* en la sangre, y estimulando al *páncreas* a producir la *insulina.* La *insulina* entonces promueve la absorción de la *glucosa* por el hígado y la pasa a las células de los músculos, donde es convertida en energía. Es importante considerar, además que:

- En el hígado la *glucosa* es almacenada en forma de *glicógeno.*

- El *glicógeno* es convertido nuevamente en *glucosa* en respuesta a situaciones de estrés o debido a una actividad física intensa realizada.
- La *insulina* impide la acumulación de la *glucosa* en la sangre y garantiza que los tejidos obtengan las cantidades suficientes de *glucosa* que son requeridas.

En este capítulo vamos a aclarar diez conceptos equivocados sobre la *insulina* (y los tratamientos a base de *insulina)* que, sin embargo, son aceptados como ciertos por muchos pacientes diabéticos.

Consideremos el caso de **Roxana B.**: las píldoras para controlar su *diabetes* no le ayudaron a mantener bajo control sus niveles de *glucosa* en la sangre, incluso aunque el médico se las prescribió en las dosis más altas. Su endocrinólogo le recomendó entonces la *terapia de insulina,* pero su respuesta fue inmediata y categórica: No.

Poco tiempo después de su negativa al nuevo tratamiento sugerido, Roxana comenzó a comprobar los desagradables efectos de sus elevados niveles de azúcar sin controlar: sentía una falta absoluta de energía, con frecuencia experimentaba fatigas, y habitualmente estaba cansada... Todo el ritmo normal de su vida cotidiana se vio seriamente perturbado, y fue sólo después de casi un año de estoica resistencia a la *insulina* que Roxana finalmente decidió aceptar el tratamiento que su especialista le recomendaba.

Una vez sometida a la *terapia de la insulina,* Roxana logró controlar definitivamente su *diabetes.* Ahora tiene energías para realizar todas sus actividades diarias, se ha involucrado en una serie de proyectos que siempre le interesaron pero para los cuales se sentía en extremo cansada, y lo único que se cuestiona es por qué esperó tanto para aceptar la *insulina* como alternativa para controlar su *diabetes.*

Al igual que Roxana, muchas personas afectadas por la *diabetes* rechazan la idea de someterse a la *terapia de insulina,* incluso aunque el especialista que las trata insista en que ésta pueda ser el método más efectivo para controlar sus niveles de *glucosa* en la sangre y mantener su salud. La causa de este rechazo reside, básicamente, en una serie de conceptos erróneos que se han divulgado acerca del uso de la versión sintética de esta hormona pancreática. Sin embargo, separando el mito de la realidad, si usted padece de *diabetes* y el médico le sugiere un *tratamiento a base de insulina,* no hay duda de que podrá comprender por qué esta terapia puede resultarle necesaria y no oponerse a ella como método de control de su enfermedad.

A continuación le ofrecemos una relación de los diez mitos más divulgados acerca de la *insulina.*

MITO 1
COMENZAR LA TERAPIA DE LA INSULINA SIGNIFICA QUE EL PACIENTE HA FALLADO EN EL TRATAMIENTO INICIAL DE LA DIABETES

FALSO. Usted puede seguir con rigurosidad un plan de alimentación adecuado, realizar ejercicios físicos con regularidad, y tomar sus píldoras para la *diabetes* (en las dosis que las mismas le han sido prescritas por el endocrinólogo), y aun así seguir mostrando niveles elevados de *glucosa* en la sangre. No es su culpa... como muchas personas piensan ante una situación de este tipo. Sencillamente:

- Su cuerpo no está produciendo el volumen suficiente de *insulina* para sus necesidades;
- o no la está utilizando tan eficientemente como debería.

Por ello es que usted puede necesitar someterse a la *terapia de la insulina,* aunque no haya cometido ningún fallo en el tratamiento inicial prescrito por el especialista. El endocrinólogo es quien debe considerar la situación, y lo recomendable es que usted cumpla sus órdenes... ¡Su salud está en juego!

MITO 2
UNA VEZ COMENZADA LA TERAPIA A BASE DE INSULINA, NUNCA PODRA ABANDONARSE

FALSO. Algunas personas afectadas por la *diabetes del tipo II* (no dependiente de la *insulina)* pueden dejar de necesitar la *terapia a base de insulina* en algún momento después de comenzar el tratamiento.

- El endocrinólogo, por ejemplo, puede indicar la *insulina* al paciente en un momento en que sus niveles de azúcar son anormalmente elevados, lo cual puede ser consecuencia de una enfermedad temporal, el desarrollo de alguna infección, una lesión, el haberse sometido a

LA REVOLUCION DE LA INSULINA

El gran avance en el tratamiento de la *diabetes* se inició a principios de la década de los años veinte. Hasta entonces, la Medicina se había limitado a experimentar con remedios que, casi siempre, terminaban con la muerte del paciente. Fue en 1921, sin embargo, cuando los médicos canadienses **Frederick Banting** y **Charles Best** inyectaron por primera vez *insulina* a un joven que se hallaba en un estado crítico de salud debido a la *diabetes*. El paciente sobrevivió con el tratamiento que le fue aplicado, convirtiéndose en vivo testigo de unos de los descubrimientos más importantes de la Medicina moderna. Desde entonces, es imposible estimar el número de pacientes –en todo el mundo– que han sido salvados por medio del *tratamiento a base de insulina*, el cual se mantiene vigente hoy día.

En la actualidad existen varias docenas de marcas de insulina en el mercado. Todas tienen la finalidad de –conjuntamente con otras hormonas producidas por el *páncreas*– de mantener en equilibrio los niveles de *glucosa*, grasa y aminoácidos en la sangre. Es decir, ayudar al *páncreas* a realizar eficientemente la labor de metabolizar la *glucosa*, la cual desempeñaba normalmente antes de que se desarrollara la enfermedad.

Hasta hace algunos años, la *insulina* que se comercializaba para el tratamiento de la *diabetes* era de origen animal; es decir, provenía del *páncreas* de reses o cerdos. No obstante, recientemente se ha desarrollado un tipo de **insulina sintética**, elaborada en el laboratorio con *ácido dexoribonucleico*, la cual recibe el nombre de *Humulin*, y la cual puede ser manufacturada en grandes cantidades. Este medicamento ha aliviado notablemente la situación que confrontaban algunos pacientes de *diabetes* que eran alérgicos a la *insulina* animal y que debían recurrir a medicamentos más complejos, como los *esteroides*, para controlar los síntomas de la enfermedad.

un proceso quirúrgico, o a estar bajo niveles excesivos de *estrés* emocional.

- Sin embargo, una vez que el cuerpo supere esa situación anormal por la que ha estado atravesando, los niveles de *glucosa* en la sangre pueden descender nuevamente y regresar a sus lecturas habituales. Como consecuencia de este proceso, la persona diabética muy bien podría dejar de necesitar la *insulina.*
- De igual forma, si el paciente no ha seguido el plan de alimentación recomendado y no está observando un programa adecuado de ejercicios físicos, también podría requerir la *terapia a base de insulina* para mantener su *diabetes* bajo el debido control. Pero si más tarde sigue el plan de alimentación indicado para los pacientes de diabetes, incrementa el nivel de su actividad física, y baja de peso, lo más probable es que sus niveles de *glucosa* en la sangre desciendan... y la *insulina* podría también dejar de ser necesaria.

MITO 3
LAS INYECCIONES DE INSULINA SON DOLOROSAS...

FALSO. La mayoría de los diabéticos que se someten a la *terapia a base de insulina* comprueban que las inyecciones no son dolorosas, en lo más mínimo. Las agujas que deben emplearse vienen en varios tamaños, pero todas son muy pequeñas; además, muchas están cubiertas con un lubricante especial que permite que se deslicen mejor en el interior de la piel. No obstante, hay algunas condiciones especiales que pudieran contribuir a que el paciente sienta una ligera molestia al administrarse la inyección, aunque estas condiciones son perfectamente evitables. Por ejemplo:

- Si usted utiliza *insulina* que ha estado almacenada en el refrigerador por mucho tiempo, y está muy fría, pudiera sentir un ligero aguijonazo al inyectarse. Por ello, lo recomendable es mantener la *insulina* a temperatura ambiente, por lo menos durante una hora antes de usarla. (Algunas inyecciones de *insulina* deben ser usadas inmediatamente después de mezcladas, así que consulte con su médico para comprobar cuál tipo es la que usted utiliza).
- De igual forma, lo más probable es que el médico le haya indicado

CUIDADOS BASICOS DE LA INSULINA

La *insulina* no puede ser administrada oralmente (las secreciones gástricas la destruyen) y por ello es que se inyecta subcutáneamente. La dosis, el tipo de *insulina* (de acción rápida, intermedia o retardada) y la frecuencia de la misma, son determinadas por el especialista, considerando cada caso en particular. Y por lo general el médico enseña al paciente a administrarse él mismo las inyecciones, debido a la frecuencia con que las dosis deben ser administradas.

La manipulación de la *insulina* requiere una serie de cuidados que toda persona diabética debe observar:

- Mantenga el frasco de *insulina* que está utilizando a una temperatura de unos 21 grados C (70 grados F). Contrariamente a lo que algunas personas creen, no es necesario mantener la *insulina* que se está utilizando en el refrigerador, donde sí se deben almacenar los frascos que no se están utilizando.
- Para la persona diabética, es importante tener siempre a mano por lo menos un frasco adicional de *insulina*. De esta manera, en el caso poco probable de que se le termine, dispondrá del tiempo necesario para ordenarla, sin tener que renunciar a su dosis diaria.
- Antes de usar la *insulina*, fíjese siempre en la fecha de caducidad del frasco.
- Examine bien el frasco antes de usarlo. Si observa que ha perdido algo de su color natural, o detecta la presencia de manchas extrañas, devuélvalo inmediatamente a la farmacia donde la adquirió.
- No almacene la *insulina* en lugares de temperaturas extremas; por ejemplo, en un sitio donde incidan los rayos del Sol, o en el congelador de su refrigerador.
- No use nunca la *insulina* después de haber caducado la fecha de vencimiento que indica el frasco.

que limpie su piel con alcohol antes de inyectarse, lo cual es el procedimiento adecuado a seguir. Sin embargo, si usted no permite que el alcohol se seque completamente antes de introducir la aguja en la piel, esto también pudiera causarle alguna molestia en el área de la inyección.

MITO 4
ES DIFICIL ENCONTRAR UN AREA DEL CUERPO DONDE APLICAR LA INYECCION...

FALSO. Algunas personas erróneamente piensan que la *insulina* necesita ser inyectada directamente a una vena o un músculo. En realidad, la *insulina* debe ser inyectada a la grasa acumulada debajo de la piel, y todos estamos conscientes de cuáles son las áreas de nuestro cuerpo donde está localizada nuestra grasa corporal. Es decir:

- Las inyecciones de *insulina* pueden ser aplicadas en el tejido subcutáneo (el tejido grasoso que se halla debajo de la piel) del área abdominal, de la parte de superior de los muslos y brazos, o hasta en los glúteos.

MITO 5
ES DIFICIL COLOCAR LA INSULINA DENTRO DE LA JERINGUILLA Y PREPARAR LA INYECCION

FALSO. Usted se sentirá más tranquilo –y, sin duda sabrá mucho más acerca de la preparación y aplicación de las inyecciones de *insulina*– si pasa aunque sea unos 30 minutos con un instructor de *diabetes,* aprendiendo todos los detalles acerca de la *terapia a base de insulina.*

- Por lo general los pacientes que comienzan la *terapia a base de insulina* reciben su primera inyección en el consultorio del médico; de esta forma, cualquier pregunta que surja con respecto a la técnica a seguir podrá recibir respuesta inmediatamente. Pídale a un familiar cercano que asista con usted a esa primera sesión del tratamiento, para tener tanto apoyo como sea posible.

- Asegúrese también de que todas las instrucciones que se le ofrezcan sean por escrito o que incluyan fotografías o dibujos que ilustren cada uno de los pasos a seguir. De no ser esto posible, al menos tome usted nota de todo lo que le explica el médico (o instructor) en su sesión educacional, de manera que usted no se vea obligado a confiar solamente en su memoria a la hora de aplicarse la terapia.
- Si usted padece de *artritis* o alguna *neuropatía,* su médico seguramente le mostrará una amplia variedad de modernos dispositivos auxiliadores que están ahora disponibles en el mercado para hacerle más fácil sostener la jeringuilla o el frasco de *insulina.* También hay cristales de aumento para que las personas afectadas por serios problemas visuales puedan utilizarlos durante la preparación de sus inyecciones. Inclusive se han diseñado unos dispositivos en forma de bolígrafos que pueden ser utilizados en lugar de las jeringuillas a la hora de ponerse la inyección.

Evidentemente, los modernos recursos con los que hoy se cuenta facilitan enormemente la tarea de inyectarse la *insulina;* no obstante, aun siguiendo el método tradicional de tomar la *insulina* del ámpula y preparar la inyección, las dificultades que pueden presentarse son mínimas: la *insulina* entra sin dificultad alguna a la jeringuilla, y bastarán dos o tres inyecciones para que el paciente adquiera un buen dominio de la técnica.

MITO 6

LAS INYECCIONES DE INSULINA PUDIERAN PROVOCAR QUE LOS NIVELES DE AZUCAR DESCIENDAN MUCHO... ¡EL PACIENTE PUEDE CAER EN UN COMA DIABETICO!

FALSO. Las dosis de *insulina* han sido determinadas muy cuidadosamente. Su endocrinólogo considerará su peso corporal, su edad, sus previos niveles de *glucosa* en la sangre, y su pasada historia médica, antes de indicarle la dosis adecuada para su caso específico. Además, todas las dosis iniciales son usualmente muy pequeñas. El especialista irá haciendo gradualmente los ajustes necesarios a las dosis iniciales, tomando en consideración sus niveles habituales de azúcar en la sangre.
Por otra parte:

- Antes de comenzar al *terapia de insulina* su médico le alertará clara-

EL COMA DIABETICO

Cuando el individuo diabético mantiene por mucho tiempo un alto nivel de azúcar en su sangre (una condición conocida por **hiperglicemia**), se puede producir un **coma diabético**... una situación de emergencia provocada por la acumulación de *ketonas* en el organismo que ocasiona un exceso de ácido en la sangre (la **acidosis diabética**).

Los síntomas son similares a los que se manifiestan durante un ataque de *hipoglicemia,* y el *coma diabético* puede deberse a diferentes factores:

- Desde no haberse inyectado las dosis de *insulina* prescritas por el médico (o tomado los medicamentos hipoglicémicos que el especialista haya recomendado),
- hasta haber ingerido un exceso de alimentos o no haber tenido actividad física alguna.

Ante una situación de este tipo, es preciso suministrarle *insulina* inmediatamente al paciente, cada tres o cuatro horas. El médico debe ser llamado inmediatamente.

mente sobre todas las señales y síntomas que pueden indicarle un bajo nivel de glucosa *(hipoglicemia,* una condición peligrosa), de manera que usted pueda detectarlos y tratarlos rápidamente.

- Su médico también le recomendará llevar siempre con usted algún caramelo u otro alimento azucarado que usted pueda ingerir para contrarrestar inmediatamente cualquier reacción de baja en los niveles de *glucosa* en la sangre que se presente a causa de la insulina. Afortunadamente, cuando una persona comienza a usar la *insulina,* el cuerpo usualmente manifiesta señales muy específicas si los niveles de glucosa descienden mucho.
- El diario conteo y registro de los niveles de *glucosa* en la sangre, los cuales son esenciales cuando usted comienza la *terapia de insulina,* también le ayudarán. Analizando sus anotaciones, usted y su médico serán capaces de detectar patrones característicos en sus niveles de

glucosa y ajustar las dosis de *insulina* a ellos, previniendo así las lecturas extremadamente altas o bajas.

- Finalmente, recuerde: el descenso en los niveles de azúcar también es posible cuando usted toma medicamentos para la *diabetes;* es decir, las inyecciones de *insulina* no aumentan su propensión a ellos.

MITO 7
LA PERSONA SOMETIDA A LA TERAPIA A BASE DE INSULINA NO TIENE QUE SEGUIR UN PLAN DE ALIMENTACION ESPECIAL

FALSO. Los planes de alimentación pueden ayudar a toda persona afectada por la *diabetes* a controlar debidamente su enfermedad, independientemente de cómo su *diabetes* esté siendo tratada (con medicamentos o con inyecciones de *insulina).*

- Muchas personas, equivocadamente, creen que no necesitarán más observar un plan de alimentación especial una vez que comiencen la *terapia a base de la insulina.* Piensan que, en lo sucesivo, no importará comer en exceso porque la *insulina* se encargará de controlar los niveles de azúcar en la sangre. Desafortunadamente, no es así.
- Otros creen –equivocadamente, desde luego– que es correcto aumentar la dosis habitual de *insulina* si comen excesivamente. Es preciso aclarar que está práctica puede ser en extremo peligrosa. Cuando el paciente comienza a emplear la *insulina* para controlar su enfermedad, es especialmente importante ver a un especialista en Nutrición, el cual podrá hacer los ajustes necesarios en su plan de alimentación teniendo en cuenta este nuevo elemento que ahora se ha incorporado a su tratamiento.

MITO 8
LA INSULINA PROVOCA QUE EL PACIENTE AUMENTE DE PESO

FALSO... si el control de la glucosa se mantiene constante. Cuando sus niveles de *glucosa* en sangre se elevan (por encima de los 180 mg por decilitro de sangre), el azúcar es frecuentemente excretada a través de la orina, lo cual significa que su cuerpo pierda calorías. Esto –aunque puede hacer facilitar el mantener o perder peso– no es saludable. Considere:

- Una vez que usted comience a usar la *insulina* y sus niveles de *glucosa* en la sangre estén bien controlados, su cuerpo aprovechará mejor los alimentos que ingiere. El azúcar será utilizada como energía o almacenada como grasa, pero no continuará siendo eliminada a través de la orina. Por esta razón, es cierto que pudiera producirse un aumento inicial de peso en el paciente que comienza la *terapia a base de insulina* (de 1 ó 2 kilos, por ejemplo).
- Por otra parte, cuando sus niveles de *glucosa* bajan demasiado (usualmente menos de 80 mg/dl), usted necesitará ingerir algún alimento para que éstos regresen a la normalidad. Si esta situación se le presenta con frecuencia, usted pudiera aumentar de peso. Informe a su médico si sus niveles de *glucosa* bajan mucho y con frecuencia. El pudiera ajustar sus dosis de *insulina* o su tratamiento para la diabetes en general.
- Sin embargo, con el comienzo del *tratamiento a base de insulina* usted estará en mejores condiciones de controlar su peso, y no de aumentarlo. Muchas personas con altos niveles de *glucosa* desarrollan un apetito desmedido y comen excesivamente. Una vez que la *insulina* es comenzada a ser administrada, y los niveles de *glucosa* en la sangre mejoran, ese apetito desaparece... o se controla. Entonces, con una dieta adecuada, es posible controlar el peso.
- Es precisamente por ello que resulta muy importante que el paciente que sufre de *diabetes* sea visto periódicamente por un especialista en Nutrición, incluso aunque se halle sometido a la *terapia de la insulina*. El podrá ayudarle a desarrollar un plan de alimentación que haga corresponder la acción de la *insulina* con el consumo de alimentos, de manera que los dos factores puedan actuar conjuntamente para que su nivel de energía sea mayor.

MITO 9

LAS PERSONAS QUE REQUIEREN INSULINA SON MAS PROPENSAS A SUFRIR AMPUTACIONES

FALSO. Un control deficiente de los niveles de *glucosa* en la sangre es el único factor que eleva los riesgos de sufrir amputaciones. En cambio, mejorar el control de la *diabetes* reduce los riesgos. Al emplear la *insulina* el paciente logrará controlar adecuadamente su enfermedad. Por lo tanto, los riesgos de que sea necesaria una amputación no aumentarán; por el contrario, disminuirán.

MITO 10
COMENZAR LA TERAPIA A BASE DE INSULINA SIGNIFICA NO PODER COMER MAS FUERA DE CASA, NI VIAJAR...

FALSO. La *terapia a base de la insulina* no restringirá el estilo de vida del paciente. Podrá continuar comiendo fuera de la casa y hasta viajando, sólo que ahora deberá tener presente unas cuantas consideraciones adicionales al hacerlo. Por ejemplo, tal vez necesite llevar consigo la *insulina* al restaurante. Tal vez quiera llenar la jeringuilla en el propio restaurante, o tal vez preferirá llenar la jeringuilla en la casa y llevarla preparada al restaurante por si la necesita. Pero si emplea los dispositivos modernos mencionados (en forma de pluma de fuente), todo este proceso será aún más fácil y conveniente.

De igual forma, muchas personas con diabetes que usan insulina viajan por todo el mundo. Esto no constituye riesgo alguno para la salud del paciente, siempre y cuando éste se mantenga bien informado y en contacto directo con su especialista. De esta forma siempre tendrá a quién recurrir si surge alguna pregunta acerca de la *diabetes*. En todo caso, tenga presente:

- La *diabetes,* y la *terapia a base de la insulina,* deben ser parte de su vida... ¡nunca el centro de ésta!

CAPITULO 4

HIPOGLICEMIA: CUANDO EL NIVEL DE GLUCOSA EN LA SANGRE DISMINUYE PELIGROSAMENTE

Hay síntomas que nos afectan y que, sin embargo, no siempre resulta fácil determinar a qué se deben. La **hipoglicemia** (es decir, los niveles bajos de *glucosa* en la sangre) es, precisamente, una de esas condiciones que desorientan al especialista que debe hacer un diagnóstico al respecto. Se trata de la cara opuesta de la *diabetes,* y lo mismo que sucede con esta enfermedad, muchas veces se manifiesta sin que la persona esté consciente de ello. Sin embargo, cuando el nivel de azúcar disminuye en el organismo, los peligros que se corren son muchos, y la situación debe ser atendida inmediatamente.

Cuando **Alcides R.** comenzó a sufrir de sudoraciones frías frecuentes, lo atribuyó al estado emocional por el cual estaba atravesando en aquellos momentos: después de trece años de matrimonio, se estaba divorciando de su esposa. Sin embargo, poco después comprobó que, especialmente en las mañanas, le invadía un estado de debilidad general que apenas le permitía concentrarse en el trabajo que realizaba (como cajero en uno de los bancos más importantes de la capital). Acudió inmediatamente al médico, al cual también le mencionó que a veces sufría de severos dolores de cabeza, mostrando igualmente cierta irregularidad en el ritmo cardíaco.

El médico consideró que los síntomas que su paciente manifestaba eran normales debido al *estrés* al que estaba sometido por su problema personal. No obstante, cuando Alcides le mencionó que últimamente había aumentado varios kilos en su peso, porque se le había desarrollado un apetito voraz, el especialista –casi por instinto– decidió someterlo a una *prueba de tolerancia de la glucosa,* para comprobar si aquellos síntomas se debían a un bajo nivel de *glucosa* en la sangre. Y, en efecto, los resultados de las pruebas (repetidas en varias ocasiones, y a diferentes horas del día) revelaron que Alcides padecía de *hipoglicemia,* provocada por el funcionamiento anormal de su páncreas, que evidentemente se activaba en él excesivamente debido al *estrés* emocional al que estaba sometido por sus conflictos personales.

Lamentablemente, no todos los casos de *hipoglicemia* son tan fáciles de diagnosticar. **Teresita R.**, por ejemplo, acudió al médico porque se sentía terriblemente irritable y nerviosa, al punto de que en determinados momentos, sus manos le comenzaban a temblar aunque no hubiera motivo aparente para ello. El especialista, desde luego, se sintió un tanto desconcertado ante aquel síntoma aislado, porque el mismo podía deberse a diferentes condiciones. No obstante, comenzó a formularle una serie de preguntas que pudieran orientarle más para llegar a un diagnóstico preciso, antes de recomendarle el tratamiento a seguir.

En primer lugar, tomó en consideración que Teresita R. ya tenía 46 años de edad, mostraba un exceso considerable de peso, y le había mencionado que constantemente tenía sed y que orinaba con mucha frecuencia (lo cual ella atribuía al volumen de líquido que bebía). También –lo mismo que en el caso de Alcides R.– había aumentado de peso en los últimos meses debido a la voracidad incontrolable que desarrolló hacia la comida, lo cual la obligaba a seguir dietas que prácticamente podrían ser calificadas de "hambrunas", ya que a veces pasaba largas horas sin ingerir alimento alguno para tratar de controlar su peso de esta manera, y compensar los excesos que hubiera podido haber cometido el día anterior.

Sometida a diferentes pruebas, el médico finalmente llegó a la conclusión de que Teresita padecía de **diabetes** (la condición no había sido diagnosticada anteriormente) y que, precisamente por las irregularidades en su alimentación, en determinados momentos su nivel de *glucosa* en la sangre descendía a niveles peligrosos, produciéndose entonces en ella la *hipoglicemia...* que era la que se manifestaba con los síntomas que la estaban afectando: estados de nerviosismo e irritabilidad, y apetito constante. A pesar de que es difícil de diagnosticar, los médicos están debidamente informados sobre la *hipoglicemia,* porque se trata de una condición que ha sido estudiada profundamente. Saben, por ejemplo:

- Que consiste en un bajo nivel de azúcar *(glucosa)* en la sangre.
- Cuáles son sus síntomas, todos debidamente definidos.
- Cuáles son sus causas, tanto las orgánicas como las inorgánicas.
- Asimismo, han definido tratamientos realmente efectivos para controlar esta condición.

Sin embargo, centenares de personas sufren diariamente los síntomas de la *hipoglicemia* (sin saber que se hallan afectadas por estos bajos niveles de *glucosa* en la sangre) porque –a pesar de todos esos conocimientos con relación a la condición– en la mayoría de los casos es difícil que el médico pueda llegar rápidamente al diagnóstico exacto de esta enfermedad, tan sencilla pero a la vez tan misteriosa.

Debido a ello, el paciente con frecuencia se ve afectado por un estado de debilidad general, un apetito voraz, y un nerviosismo e intranquilidad sorprendentes (además de la sudoración y los dolores de cabeza), que por lo general considera que se deben al estrés al que está sometido. Muchas veces, ni siquiera se preocupa por ver al especialista, porque considera que se trata de una situación temporal, que él mismo es capaz de controlar una vez que logre reducir el nivel de tensión al que evidentemente está sometido. Desde luego, esta línea de pensamiento está completamente equivocada, y el paciente que padece de *hipoglicemia,* sin saberlo, corre el peligro de que su nivel de azúcar en la sangre baje a niveles peligrosos, y hasta que sufra un *coma diabético.*

COMO SE DEFINE LA HIPOGLICEMIA

La *hipoglicemia* se caracteriza porque:

- El nivel de *glucosa* (o azúcar) en la sangre llega a ser sumamente bajo, mucho más bajo que las cifras estimadas como el mínimo necesario para mantener el cuerpo en un buen estado de salud.

En otras palabras:

- La *hipoglicemia* es la condición totalmente opuesta a la *diabetes* (cuando los niveles de *glucosa* en la sangre son superiores a lo normal debido a que el páncreas no segrega el volumen de *insulina* que el organismo requiere para procesar debidamente los alimentos que ingerimos).

¿CUALES SON LAS CAUSAS DE LA HIPOGLICEMIA?

La *hipoglicemia* es el resultado de una hiperactividad del páncreas, el cual libera un volumen de *insulina* que es superior al que el organismo requiere para procesar los carbohidratos, las grasas, y las proteínas que ingerimos con los alimentos. Por lo general esto se debe a dos factores:

- En ocasiones la persona que padece de *hipoglicemia* consume una gran cantidad de azúcar, lo cual provoca que el páncreas inmediatamente se active y descargue en el torrente sanguíneo un gran volumen de *insulina.*
- Asimismo, a veces un paciente que padece de *diabetes* toma un exceso de *insulina,* lo cual provoca un descenso excesivo y peligroso en su nivel de *glucosa* en la sangre.

Visto así parecería que la *hipoglicemia* es un trastorno muy simple y, sobre todo, muy fácil de remediar... pues podríamos pensar que bastaría con consumir menos azúcar para curarla, o sencillamente moderar las dosis de *insulina* que tomamos para controlar la *diabetes.* Sin embargo, en realidad hay dos tipos de causas que provocan la reacción anormal del páncreas: las llamadas **causas orgánicas** y las **causas inorgánicas**.

Entre las causas orgánicas se encuentran:

- Los tumores en el páncreas. Estos actúan sobre la células beta que se hallan en esta glándula, impidiéndoles controlar las secreciones de *insulina* que se necesitan para el metabolismo del azúcar que ingerimos. Es decir, el tumor impide que el páncreas ajuste sus secreciones de *insulina* a los niveles que realmente se requieren para hacerle frente al consumo de azúcares.
- La cirrosis hepática. Esta condición del hígado impide que este órgano almacene el *glicógeno.* Además, cuando la persona padece de cirrosis hepática el hígado no puede convertir la proteína en la *glucosa* que el cuerpo necesita para que le proporcione la suficiente energía, necesaria para desarrollar sus funciones.
- La eliminación –mediante la cirugía– de determinadas partes del estómago (para eliminar úlceras gástricas o tumoraciones, por ejemplo), ya que esto le permite al esfínter liberar más *glucosa* dentro del intestino delgado. Al producirse este fenómeno, el organismo libera

SINTOMAS DE LA HIPOGLICEMIA, CUANDO LA PERSONA SUFRE DE DIABETES

A veces, la persona diabética que debe tomar *insulina* para controlar su nivel de glucosa en la sangre y mantenerla dentro de los límites normales, toma un exceso de medicamentos para controlar la condición, lo cual provoca un descenso del azúcar en la sangre, produciéndose así la *hipoglicemia.* En estos casos, los síntomas son muy parecidos a los que se manifiestan en la *hipoglicemia funcional* (vea el recuadro en la página anterior):

- Apetito excesivo.
- Debilidad general.
- Nerviosismo.
- Inestabilidad emocional.
- Dificultad para concentrarse en lo que se está haciendo.
- Sudoración.

un volumen mayor de *insulina,* y entonces se produce la *reacción hipoglicémica.*

Las causas inorgánicas pueden ser:

- El alcoholismo, que interfiere con la conversión de la proteína en *glucosa* e inhibe la secreción del *glucógeno* almacenado en el hígado, el cual debe ser convertido en energía.
- El consumo no habitual de grandes cantidades de carbohidratos y azúcar, lo cual obliga al páncreas a producir un volumen anormal de *insulina* para metabolizar esa carga de *glucosa.*
- El ejercicio físico intenso muchas veces activa la secreción excesiva de *insulina,* provocando así la *hipoglicemia.*
- Asimismo, el embarazo puede provocar esta condición.
- Un estado de ansiedad o de *estrés* considerable puede incrementar la

- Dolores de cabeza.
- Frialdad en la piel.
- Sensación de hormigueo alrededor de los labios o en los dedos de las manos.
- Pérdida de la memoria.
- Doble visión.
- Dificultad al caminar.
- Dificultad para controlar los deseos de orinar.
- Convulsiones.
- Estados de inconsciencia.

Como es evidente, con tantos síntomas que han sido definidos por los especialistas con respecto a la *hipoglicemia,* parecería fácil poder llegar a un diagnóstico de la condición; sin embargo, sucede todo lo contrario porque muchos de esos malestares corresponden también a otras enfermedades completamente diferentes. Resultado: el médico no siempre puede precisar el diagnóstico, y sólo considera a la *hipoglicemia* entre las muchas afecciones que puede estar padeciendo el paciente. Por ello, es preciso que empiece a investigar para ir eliminando condiciones entre las muchas consideradas, y llegar finalmente a la conclusión de que el paciente sufre de *hipoglicemia...* e identificar los factores que la producen.

secreción de *insulina* por el páncreas.

- La alimentación irregular (es decir, el saltar comidas o seguir dietas muy rigurosas) disminuye el nivel de *glucosa* en la sangre y, por lo tanto, aumenta el apetito... y la secreción excesiva de *insulina.*
- Algunos medicamentos y determinadas sustancias reducen el nivel de *insulina* en el organismo. Entre ellos se hallan la cafeína, el alcohol (que inhibe que el hígado libere las cantidades de *glicógeno* necesarias), la nicotina, y la aspirina.

Muchos médicos igualmente consideran que cuando se presentan los primeros síntomas de la *hipoglicemia* puede considerarse que los mismos constituyen la primera indicación de que el individuo está desarrollando (o padece ya) la *diabetes mellitus* (como sucedió en el caso de Teresita R.); la atención del médico debe ser inmediata.

INVESTIGACION DEL NIVEL DE AZUCAR EN LA SANGRE

Naturalmente, una de las pruebas que hace el médico para determinar la presencia de la *hipoglicemia* en su paciente es un análisis de sangre para comprobar si sufre de alguna deficiencia en su nivel de azúcar. Para evaluar los resultados, el especialista parte de la base de que:

- En ayunas, el nivel normal de *glucosa* sanguínea es de 70 miligramos (como mínimo) y 110 miligramos (como máximo).

Teniendo en cuenta los niveles mencionados, el diagnóstico de un nivel bajo de *glucosa* en la sangre también parecería fácil (es decir, si el paciente tiene menos de 70 miligramos de *glucosa,* se podría considerar que está afectado por la *hipoglicemia).* Sin embargo, ése sería un diagnóstico engañoso porque se ha podido comprobar que hay personas cuyo nivel de *glucosa* baja inclusive a 40 miligramos ó 50 miligramos y, no obstante, no están afectados por la *hipoglicemia.*

Entonces, ¿cómo puede hacerse el diagnóstico con mayor exactitud? Después de muchas investigaciones, comprobaciones y análisis de estadísticas, los especialistas han llegado a la conclusión de que:

- Un paciente sufre de *hipoglicemia* cuando su nivel de *glucosa* en la sangre es menor de 50 miligramos y, además, está afectado por los síntomas que son más característicos de la enfermedad (mencionados anteriormente).

Esta conclusión, a su vez, define la *hipoglicemia* con mayor precisión:

- La *hipoglicemia* es un trastorno causado por un nivel de *glucosa* en la sangre inferior a 50 miligramos, lo que afecta el funcionamiento del cerebro porque éste necesita niveles mayores de *glucosa* (que es su único alimento) para comportarse normalmente.

¿COMO SE TRATA LA HIPOGLICEMIA?

Hasta el presente, el único medio que hay para combatir (y controlar) la *hipoglicemia* es la dieta. Pero hasta en eso, la *hipoglicemia* es una condición que desconcierta en muchas formas a los especialistas, ya que algu-

SINTOMAS DE LA HIPOGLICEMIA FUNCIONAL

La **hipoglicemia funcional** es la que está provocada por el funcionamiento deficiente del páncreas, pero no por el hecho de que éste se encuentre enfermo (como es el caso que se presenta cuando el paciente sufre de *diabetes mellitus).* **Los síntomas más comunes y ligeros de este tipo de hipoglicemia son los siguientes:**

- Un estado de debilidad general.
- Cansancio inexplicable.
- Incapacidad para concentrar la mente.
- Un estado de agitación y nerviosismo incontrolables.
- Sensaciones extrañas en el estómago.
- Temperatura mas baja de la normal.
- Dolores de cabeza frecuentes.
- Estados de confusión mental; dificultad para concentrarse.
- Cambios en la personalidad; temperamento variable.
- Pulsaciones rápidas.
- Temblores.
- Sudores fríos.
- Aprensión.

Los síntomas más acentuados:

- Jaquecas frecuentes.
- Irritabilidad.
- Doble visión.
- Náuseas.
- Hormigueo en las extremidades.
- Un estado de somnolencia frecuente.
- Dificultad para pronunciar correctamente las palabras más sencillas.
- Bostezos incontrolables.

Todos estos síntomas son producidos por la cantidad insuficiente de *glucosa* que llega al cerebro, el cual la necesita en cantidades mayores para funcionar normalmente.

PRECAUCIONES ADICIONALES PARA LOS PACIENTES DE HIPOGLICEMIA

- Aunque el café, el chocolate y el té pertenecen a la familia de las llamadas *xantinas* (cuya función es hacer que las *células beta* del páncreas cesen de producir *insulina),* en algunas personas estos productos surten el efecto contrario. Por lo tanto, el paciente que padece de *hipoglicemia* debe investigar si se encuentra en este último caso antes de ingerir cualquiera de esos elementos.
- Asimismo, la persona que padece de *hipoglicemia* debe ingerir algún alimento antes de hacer ejercicios físicos, sobre todo si éstos van a ser muy fuertes o prolongados. Es importante considerar que el ejercicio hace que el organismo metabolice los azúcares rápidamente, lo cual puede provocar un *coma diabético* (si el nivel de *glucosa* baja exageradamente).
- Además, si la jornada de ejercicios físicos es demasiado larga, el paciente debe detener la actividad física cada hora para ingerir algún carbohidrato (como, por ejemplo, un vaso de zumo de naranjas) que restaure el nivel adecuado de *glucosa* en la sangre. Esto también previene las bajas súbitas y excesivas del nivel de *glucosa* en la sangre, las cuales pueden ser muy peligrosas.

nas dietas, aunque producen los efectos deseados, lo hacen a costa de consecuencias secundarias peligrosas. Otras dietas sencillamente son contraproducentes porque están cargadas de grasas y proteínas que afectan las arterias del corazón al cubrir sus paredes de una peligrosa capa de colesterol y grasa que las obstruye progresivamente. Veamos:

- **LA DIETA BAJA EN CARBOHIDRATOS.** Se basa en pequeñas comidas que se hacen en el mismo día (cada cierto tiempo), en lugar de las tres comidas regulares a las que por lo general estamos acostumbrados. Esta es una dieta fácil de seguir porque el paciente se

¿CUALES SON LAS PRUEBAS DE LA HIPOGLICEMIA?

En términos generales se le llaman **pruebas de tolerancia a la glucosa**, y pueden ser:

Prueba número uno:

- Extracción de sangre en ayunas.
- Ingestión de una dosis de agua con gran cantidad de *glucosa.*
- Cada hora (hasta llegar a cinco pruebas, realizadas en cinco horas consecutivas) se vuelve a extraer sangre para determinar su nivel de *glucosa.*

Una condición imprescindible para que esta prueba sea precisa consiste en preparar al páncreas para ella con cierta anticipación. Esto se hace consumiendo de 100 a 150 gramos diarios de carbohidratos durante tres o cuatro días antes del día de la prueba. De ese modo, el páncreas del paciente no se ve estimulado violentamente por la gran cantidad de *glucosa* que le llega súbitamente en el momento de la prueba.

Prueba número dos:

- Se le extrae sangre al paciente cuando ha acabado de consumir una comida balanceada (si experimenta los síntomas que pudieran sugerir que está afectado por la *hipoglicemia).* Esta extracción debe hacerse en el momento preciso en que el paciente experimenta los síntomas que se consideran que son característicos de la *hipoglicemia.*

Si el nivel de *glucosa* hallado en la sangre extraída durante esa prueba es anormalmente bajo, no hay dudas de que la persona entonces padece de *hipoglicemia.*

¿CUALES SON LAS CONSECUENCIAS DE LA HIPOGLICEMIA?

Cuando nos referimos a la *hipoglicemia,* es importante mencionar que no se trata de una enfermedad que pudiera ser calificada de "muy peligrosa" (como sucede con la *diabetes,* por ejemplo), pero sí una condición que fácilmente afecta la salud de la persona que la sufre, provocando muchos de los síntomas que hemos mencionado (además de producir trastornos en el equilibrio de la persona, y de afectar su capacidad auditiva... por ejemplo).

■ Asimismo, si la *hipoglicemia* se presenta en una mujer embarazada, puede provocar un aborto espontáneo u otros trastornos relacionados con el proceso de la gestación (el feto puede afectarse en su desarrollo, y nacer con un tamaño y peso anormalmente bajos).

■ Otra consecuencia que resulta peligrosa (y puede hasta provocar un *paro cardíaco)* es el llamado **coma diabético**, el cual se produce cuando la *glucosa* disminuye a niveles bajísimos.

■ Asimismo, en muchos casos la *hipoglicemia* puede convertirse en *diabetes* ya que las altas y bajas de los niveles de *glucosa,* así como los factores que intervienen en ellas, descontrolan completamente el funcionamiento del páncreas.

■ Como una de las características de la *hipoglicemia* es que estimula activamente el apetito de la persona que la padece, al bajar el nivel de *glucosa* de la sangre, el paciente se siente débil y ansioso por ingerir más alimentos. A esa circunstancia se debe que muchos aumentos incontrolables de peso se le atribuyan a la *hipoglicemia.*

■ Finalmente, la *hipoglicemia* produce un gran cansancio y estados de depresión en el individuo. Esto se debe a que el paciente no tiene la energía que le proporciona habitualmente la *glucosa.*

siente alimentado durante todo el día, aunque sus efectos en el sistema circulatorio pueden ser peligrosos para la salud en general de algunos individuos.

- **LA DIETA QUE SE LE RECOMIENDA A LOS DIABETICOS.** Para controlar mejor las funciones del páncreas y el metabolismo de los azúcares, la persona que padece de *hipoglicemia* debe observar la misma dieta que se le recomienda a los pacientes diabéticos, y la cual ha probado ser muy efectiva para controlar debidamente los niveles de *insulina* en el organismo.

Esta dieta debe incluir:

- Entre el 50% y el 60% de carbohidratos, preferiblemente de carbohidratos complejos, como los que ofrecen los granos, las frutas y los vegetales.
- Entre el 20% y el 25% de proteínas, prefiriendo las carnes magras, el pollo, el pescado, la leche y los productos lácteos desgrasados.
- Entre 20% y el 30% de grasas, preferiblemente grasas no saturadas (recordemos que las grasas saturadas, o *lipoproteínas de baja densidad,* son las más peligrosas para el sistema circulatorio).
- Asimismo, es fundamental suprimir casi absolutamente los dulces y todos los productos azucarados. Es más, para endulzar el café o cualquier otro líquido, el paciente debe ingerir sustancias como el *sorbitol,* la *fructosa,* y el *jarabe de maíz* que son metabolizados como si fuesen azúcares.

Esta dieta funciona favorablemente para controlar tanto la *diabetes* como la *hipoglicemia.*

CAPITULO 5

LO QUE USTED DEBE SABER SOBRE LAS NEUROPATIAS DIABETICAS

Cuando se produce una enfermedad, inflamación o lesión en los nervios periféricos, se afectan lor órganos sensoriales, los músculos, las glándulas, y los órganos internos... Los peligros son extraordinarios. Por ejemplo, es posible sufrir una lesión en un pie, y ni siquiera sentirla… y esto es lo que sucede con frecuencia en las personas que padecen de *diabetes*... La condición –llamada en Medicina *neuropatía*– debe ser inmediatamente controlada, desde luego.

- Si usted padece de *diabetes* y siente un dolor (aunque éste sea muy ligero o sordo), debe considerarlo como un aviso de su organismo de que *algo* no está funcionando debidamente en el área del cuerpo donde se ha manifestado esa molestia… o tal vez en otra parte. El cuerpo le está avisando que es preciso determinar dónde se encuentra el problema que se ha presentado para que se le preste la debida atención y sea superado.

Evidentemente, no podemos evitar llegar a un razonamiento lógico muy importante:

- El dolor –aunque nos moleste y nos haga difícil la vida– nos presta un gran servicio, porque es la señal de peligro que puede salvarnos de desarrollar un mal mayor... o hasta que se presente la muerte (en determinados casos).

No obstante, en ocasiones *algo* se descontrola en nuestro cuerpo y se producen entonces dos situaciones anormales:

- No sentimos dolor, aunque deberíamos sentirlo. Esto es lo que sucede con bastante frecuencia en el caso de los diabéticos.
- Sentimos dolores intensísimos, sin que exista una verdadera razón para que ello ocurra.

Por ejemplo:

- Es posible que la persona sienta intensos dolores en los pies o en las manos, pero que al examinarlos, no encuentre en ellos señales que indiquen lastimaduras, artritis, u otra condición que pudiera estar provocando el dolor que, definitivamente, está ahí latente.

Cuando una situación de este tipo se presenta, puede deberse a una *neuropatía...* y es preciso que la persona afectada siga un tratamiento adecuado para evitar que la condición se vuelva crónica.

Pero, ¿qué es una *neuropatía?* La explicación más sencilla que se puede ofrecer sobre esta condición es la siguiente:

- Se trata de una enfermedad, inflamación, o daño de los nervios periféricos, los cuales conectan al sistema nervioso central (cerebro y médula espinal) con los órganos de la sensibilidad, los músculos, las glándulas, y los órganos internos.

Los síntomas de las *neuropatías* son el entumecimiento, el dolor, la debilidad muscular, el escozor, y la sensación de hormigueo que siente la persona afectada, con frecuencia en las piernas, los pies, y las manos.

Son muchos los factores que pueden causar una *neuropatía,* y en ocasiones se presenta sin que su origen pueda ser detectado. No obstante, en general se considera que las causas específicas de las *neuropatías* pueden ser:

- La *diabetes mellitus,* en primer lugar.
- Las deficiencias en la alimentación, especialmente en lo que se refiere a las vitaminas del complejo B.

- El consumo excesivo y persistente de alcohol.
- Trastornos del metabolismo (como la *uremia,* por ejemplo, que es la presencia de toxinas en la sangre).
- El envenenamiento causado por plomo.
- La lepra.
- La reacción negativa del cuerpo ante determinados medicamentos químicos.
- También las *neuropatías* pueden deberse a trastornos en el funcionamiento del sistema inmunológico del cuerpo, como sucede en el caso de la *artritis reumatoidea* y el *lupus eritematoso.*

En este capítulo vamos a considerar específicamente la **neuropatía diabética**, porque sin duda es la más frecuente, y la que afecta (o puede afectar) a un mayor número de personas: de acuerdo con las estadísticas de la **Organización Mundial de la Salud (OMS)**, se estima que:

- La *diabetes del tipo I* (dependiente de la *insulina)* afecta a 2 personas de cada 1,000.
- En el caso de la *diabetes del tipo II* (no dependiente de la insulina), el trastorno es más común (la sufren 2,000 personas de cada 100,000).

¿QUE FACTORES CAUSAN LA NEUROPATIA DIABETICA?

Son muchas los factores que pueden dar origen a una *neuropatía diabética,* y entre las mismas se hallan:

- El nivel elevado de azúcar en la sangre.

- Fumar.
- El consumo excesivo de alcohol.
- La hipertensión (alta presión arterial).
- Los niveles elevados de colesterol en la sangre.
- Los trastornos en el sistema inmunológico.

Si se controlan estos factores, se pueden evitar muchas complicaciones que afectan notablemente la salud de la persona que sufre de *diabetes.* Veamos:

1
EL ALTO NIVEL DE GLUCOSA EN LA SANGRE

Como las *neuropatías* se manifiestan más tarde o más temprano en las personas que presentan un nivel elevado de *glucosa* en la sangre, es evidente que si ese nivel se mantiene bajo control, la condición puede ser aliviada o inclusive prevenida. Pero... ¿cómo se produce este proceso?

- La *insulina* contribuye a controlar los niveles de azúcar en el organismo, haciendo que la glucosa se dirija a las células musculares y a las células adiposas, de donde el cuerpo las utiliza para producir la energía que necesita para su funcionamiento. Así evita que la *glucosa* dañe los tejidos y afecte a los órganos importantes del cuerpo (como son el corazón, los riñones, y los que están involucrados en el mecanismo de la visión). Sin embargo, no todas las células del cuerpo necesitan de la *insulina* para tomar la *glucosa,* y un ejemplo de ello son las *células nerviosas.* Cuando el nivel de azúcar aumenta en la sangre, una gran cantidad de *glucosa* se dirige a esas *células nerviosas,* donde es almacenada.
- Una vez en las *células nerviosas,* se produce un verdadero caos: el exceso de *glucosa* forma alcohol, el cual igualmente comienza a almacenarse, afectando la producción de otros elementos nutritivos que las *células nerviosas* necesitan para funcionar adecuadamente. ¿Qué sucede entonces...? Pues que la actividad de los nervios disminuye y el sistema nervioso se vuelve menos eficiente. Lógicamente, después de vivir por muchos años con un nivel de *glucosa* elevado en la sangre, es natural que los nervios sufran daños en una forma ya permanente.

2
FUMAR

Los nervios son alimentados por pequeños vasos sanguíneos. Si los mismos son dañados, los nervios no reciben el oxígeno que requieren y, por lo tanto, se afectan progresivamente. Cuando la persona fuma, sus vasos sanguíneos se van dañando progresivamente, lo cual empeora la situación que presenta el paciente de *diabetes,* cuyos nervios pueden verse afectados por la acumulación de la *glucosa* en ellos.

3
EL CONSUMO EXCESIVO DE ALCOHOL

Las personas que sufren de *diabetes* y que ingieren un exceso de bebidas alcohólicas son más propensas a desarrollar trastornos nerviosos que aquéllas que no consumen alcohol en lo absoluto, o que lo hacen en una forma muy moderada. Las estadísticas –a nivel internacional– muestran que entre los individuos que con más frecuencia desarrollan las *neuropatías diabéticas* se hallan los que consumen un exceso de alcohol.

4
LA ALTA PRESION ARTERIAL Y LOS NIVELES ELEVADOS DE COLESTEROL

El colesterol es un elemento fundamental en la estructura de las células, pero –como es transportado por la sangre a todo el cuerpo– debe ser mantenido dentro de determinados límites para evitar que se acumule en las paredes de las arterias, causando *hipertensión* y dañando los vasos sanguíneos que nutren a los nervios. La *hipertensión* igualmente afecta los vasos sanguíneos y, por lo tanto, a los nervios periféricos.

5
LOS TRASTORNOS DEL SISTEMA INMUNOLOGICO

La *diabetes del tipo I* (dependiente de la *insulina)* se produce cuando el sistema inmunológico del cuerpo considera que las células que producen la *insulina* en el páncreas son organismos invasores y, por lo tanto, las atacan. Este proceso recibe el nombre de *ataque auto-inmunológico.* Pues bien, en algunas personas que padecen de la *diabetes del tipo I,* el orga-

EL DIABETICO: ¿COMO PUEDE EVITAR LAS NEUROPATIAS?

Es importante mencionar que no se puede considerar que hay formas absolutamente efectivas para controlar el desarrollo de las *neuropatías*. En algunas personas, por ejemplo, existe una predisposición genética a este daño progresivo de los nervios, y cualquier pequeño desajuste en los niveles de *glucosa* en la sangre (por encima de lo que pudiera considerarse normal) puede provocar una *neuropatía*. No obstante, hay diferentes formas de evitar este trastorno nervioso que es tan frecuente en las personas que sufren de *diabetes*. Este control se ejerce de las siguientes formas:

- Vigilando debidamente la alimentación para que los niveles de *glucosa* en la sangre se mantengan dentro de los límites considerados aceptables.
- Manteniendo bajos (o dentro de los promedios normales) los niveles de *colesterol*.
- Evitando que la presión arterial suba peligrosamente; más bien, debe ser mantenida en niveles bajos.
- No fumando.
- Evitando el consumo de alcohol, o consumiéndolo muy moderadamente.

nismo trata a los nervios de la misma forma; es decir, considera que son invasores y trata de destruirlos. Se trata de un trastorno que no se presenta con frecuencia, pero que en ocasiones llega a incapacitar a las personas más jóvenes.

¿DESARROLLARA USTED UNA NEUROPATIA?

Las *neuropatías* son frecuentes en las personas que sufren de *diabetes*, pero la realidad es que no todos los diabéticos llegan a desarrollarla. Si usted quiere estar tranquilo en este aspecto, y determinar cuáles son sus riesgos de sufrir de esta condición, debe someterse a una serie de investigaciones médicas. Considere siempre que existe la posibilidad de que sus nervios ya estén afectados y que usted, sencillamente, no presente aún síntomas de ningún tipo de presentar esta condición. Por ejemplo, las estadísticas compiladas al respecto demuestran que:

- El 7% de las personas afectadas por la *diabetes* sufren de *neuropatías* al año de habérsele diagnosticado la diabetes.
- El 50% de los diabéticos presentan *neuropatías* después de cinco años de estar sufriendo la enfermedad.
- Solamente el 30% de los diabéticos desarrollarán síntomas que le indicarán que están experimentando una *neuropatía.*

Ahora bien, ¿por qué es importante que usted sea examinado por el especialista para detectar cualquier posibilidad de que esté sufriendo de una *neuropatía diabética?*

- En primer lugar, es fundamental que usted esté consciente de que cualquier síntoma que presente (deficiencias en la circulación, artritis degenerativa, hipotiroidismo, gota, etc.) se puede deber a otra causa ajena a la *neuropatía,* la cual debe ser explorada inmediatamente por el especialista para que sea sometida a tratamiento.
- Si usted sufre de una *neuropatía* y no está consciente de ello, puede lesionarse los pies sin que se de cuenta... porque no sentirá dolor si experimenta cualquier tipo de lesión.
- Cuando la *neuropatía* es debidamente diagnosticada por el especialista, usted puede obtener el tratamiento adecuado para retardar el desarrollo de esta condición, evitando los trastornos que la misma puede presentar.

¿COMO PUEDE SABER USTED SI SUFRE DE UNA NEUROPATÍA?

Hay diferentes formas para determinar si un paciente de *diabetes* sufre de una *neuropatía:*

1
Por medio de las pruebas a las que pueda someterlo el médico.

Si usted sufre de *diabetes,* es importante que cada año se someta a un examen físico completo, el cual debe ser realizado por un endocrinólogo. Durante ese examen, el especialista puede determinar si usted está desarrollando una *neuropatía diabética:*

- Entre las pruebas a las que será sometido, se encuentra una que se realiza con un diapasón, para comprobar si usted puede percibir las vibraciones en sus pies. Precisamente, la ausencia de la percepción de esas vibraciones es el primer síntoma de que se está manifestando la *neuropatía diabética.*
- También el endocrinólogo podrá comprobar reflejos por medio de un martillo especial, e inclusive llegará a pinchar los piés, y la sección inferior de sus piernas, para determinar si usted es capaz de percibir el dolor que naturalmente producen esos estímulos.

2
Por medio de los síntomas.

Estos síntomas comienzan, generalmente, por los pies. Pueden manifestarse en la totalidad del pie, o solamente en un área del mismo (como en los dedos, por ejemplo). Después, los síntomas van ascendiendo por toda la pierna a medida que transcurre el tiempo.

- En las primeras etapas, algunas personas que sufren de *neuropatías* describen estos síntomas como "una sensación de frialdad", "escozor", "vibraciones", "una sensación de quemazón y de hormigueo en el área de los pies". Casi siempre estos síntomas son más intensos y definidos en la noche, y cuando los mismos se presentan, el paciente por lo general obtiene alivio sencillamente al levantarse de la cama y caminar durante unos minutos.

  Aunque algunos de los síntomas desaparecerán al caminar, en ocasiones la persona afectada sufre del entumecimiento total de los pies; es decir, siente que está caminando sobre una especie de algodón (la sensibilidad en los pies llega a desaparecer por completo). Otras, desarrollan un dolor en los músculos de la pantorrilla, especialmente de noche.
- En una etapa más avanzada de la *neuropatía,* los dolores en el pie serán más intensos, siempre más definidos en las horas de la noche. Casi siempre, en esta etapa de la condición, la piel de las piernas y del pie se vuelven hipersensibles, inclusive a la ropa o al roce de la otra pierna.
- Y en un estado aún más avanzado de la condición, los síntomas de la *neuropatía* son descritos por los pacientes como "corrientazos eléctricos que recorren toda la pierna".

¿CUAL ES EL TRATAMIENTO PARA LAS NEUROPATIAS?

El primer paso, desde luego, es tratar de bajar el nivel de *glucosa* en la sangre, y mantenerlo debidamente bajo control. Esto se puede lograr mediante una dieta adecuada, el suministro de *insulina* al organismo, y realizando ejercicios físicos moderados pero constantes. A medida que el nivel de *glucosa* en la sangre se aproxima a las lecturas adecuadas, la intensidad en los síntomas de las *neuropatías* igualmente disminuye.

1
Algunas medidas sencillas pueden resultar efectivas para controlar los síntomas de una neuropatía.

- El uso de medias elásticas (porque brindan soporte a la pierna).
- El consumo de analgésicos (como el acetaminofén).
- La estimulación de los nervios, la cual debe ser realizada por un médico o terapeuta especializado en este procedimiento.
- Cuando los síntomas de las *neuropatías* se manifiestan de una forma más definida en la piel (más que en las profundidades del músculo o de los huesos), suele emplearse una crema a base de *capsaicina* (extracto de los pimientos rojos), que disminuyen el nivel de la sustancia química que se aloja en los nervios y que es la que causa el dolor (la llamada *sustancia P).*

2
Otros medicamentos deben ser recetados por el especialista para el tratamiento de las neuropatías.

No obstante, es preciso especificar que hasta el presente no existe un medicamento que haya sido desarrollado específicamente para tratar la *neuropatía diabética.* De cualquier forma, algunos medicamentos que se emplean actualmente para el tratamiento de otras condiciones, aparentemente tienen un efecto positivo para el control de las *neuropatías.* Por ejemplo:

- Los *medicamentos tricíclicos,* los cuales se emplean generalmente para el tratamiento de los estados de depresión. Sin embargo, en dosis más pequeñas, alivian igualmente los síntomas de las *neuropatías.* Entre estos medicamentos se encuentran la *amitriptilina* o la *imipramina.* Estos productos –además de aliviar los síntomas– contribuyen a que el paciente pueda dormir mejor, ya que las *neuropatías* con frecuencia provocan insomnio o hacen difícil que el sueño pueda ser conciliado.
- Las *fenotiazinas,* las cuales suelen emplearse en el tratamiento de los pacientes que sufren de trastornos sicológicos. Uno de los más utilizados es la *flufenazina.*
- Otros medicamentos efectivos en el tratamiento de las *neuropatías* son los que se emplean comúnmente para tratar la epilepsia. Entre

ellos se hallan la *carbamazepina* y el *clonazepam*. Se emplean, desde luego, en dosis muy moderadas.

- Se ha podido comprobar que los medicamentos que contribuyen a regular las arritmias cardíacas son igualmente efectivos para aliviar las *neuropatías*. Por ejemplo, la *lidocaína* (un anestésico local), aplicada por la vía intravenosa, puede controlar los síntomas en sólo unos días, aunque a veces el tratamiento debe ser prolongado hasta por una o dos semanas antes de que surta efecto. Asimismo, la *mexiletina* (una droga muy similar a la *lidocaína*, pero que se toma por la vía oral) alivia los síntomas neuropáticos.

¿CUANTO TIEMPO DURAN LAS NEUROPATIAS?

Los médicos no pueden determinar la duración que tendrá una *neuropatía*. Esta puede torturar al paciente durante un mes; otras veces el tratamiento se prolonga hasta por un año, debido a que los síntomas se mantienen vigentes durante todo este tiempo. Sin embargo, hay una peculiaridad en todo este proceso:

- Mientras más agudas sean las molestias y dolores causados por la *neuropatía*, más rápidamente la condición llegará a ser controlada.

No obstante esto ultimo, considere:

- Las *neuropatías* por lo general producen insomnio y profundas depresiones en el paciente; lógicamente, el estado de ánimo de la persona afectada influye en forma decisiva en la duración del problema. Por eso es conveniente que el paciente diabético, tan pronto perciba las primeras señales de un estado depresivo que lo está embargando, se lo informe a su médico. Este puede ayudarlo a recobrar la calma y a superar los episodios de insomnio que pueda estarlo afectando (por medio de medicamentos).
- También es importante tener siempre presente que el dolor de una *neuropatía* no puede ser tratado de la misma forma que cuando el dolor es causado por un hueso fragmentado, una muela infectada, o una piedra en la vesícula biliar. Los calmantes de acción intensa que pueden aliviar esos dolores no son efectivos en el tratamiento de la

neuropatía (sólo por un período muy breve de tiempo). Además, esos calmantes presentan otro inconveniente: están diseñados para aliviar el dolor rápidamente, y como la *neuropatía* es un dolor crónico, el paciente corre el riesgo de habituarse a los mismos si los emplea de manera continuada.

En resumen, lo más acertado para los dolores de las *neuropatías* es tratar el caso con un especialista en *diabetes* que tenga experiencia en el tratamiento de los dolores que provoca esta condición y que pueda indicar la forma más apropiada de controlarlos en cada caso específico.

CUANDO UNA PERSONA PADECE DE DIABETES... ¡EL CUIDADO DE SUS PIES ES FUNDAMENTAL!

Es evidente que la *diabetes* es una enfermedad peligrosa que ataca muchas de las funciones del cuerpo... Sin embargo, puede ser particularmente cruel con los pies de la persona afectada. Por eso es tan importante que, si usted es diabético, se informe lo más posible sobre cómo y por qué debe cuidar sus pies con un esmero muy especial.

¿POR QUE ES TAN IMPORTANTE EL CUIDADO DE LOS PIES PARA LOS DIABETICOS?

La *diabetes,* al aumentar el nivel de *glucosa* de la sangre, afecta la circulación y va endureciendo progresivamente los vasos sanguíneos. Esto, a su vez, produce en los pies algunos estragos de importancia. Por ejemplo:

- La sangre que transporta el oxígeno que necesitan las extremidades fluye con más lentitud. Es decir, la circulación de las extremidades se vuelve más pobre que la de otras partes del cuerpo.
- Esa misma lentitud afecta el suministro de los elementos nutritivos que el torrente sanguíneo debe llevar al área de los pies... y esto dificulta la cicatrización de cualquier llaga (u otro tipo de lesión) que se desarrolle en ellos.
- La *diabetes* daña los nervios de los pies, los cuales transportan al cerebro los mensajes de los sentidos... produciendo la *neuropatía diabética,* la cual insensibiliza los pies ante los dolores intensos (como la herida que pudiera ser causada por un fragmento de vidrio que atravesó el calzado; o como la quemadura producida al sumergir el pie en el agua casi hirviente de la bañera; o como la congelación de los pies, si se introducen en un charco cuya agua esté sumamente fría).
- Aun las lesiones más pequeñas (y aparentemente menos importantes, como las que producen los zapatos que no ajustan debidamente en el pie) pasan inadvertidas porque la persona que sufre de *neuropatía diabética* no siente la molestia. Como consecuencia, continúa usando los zapatos y agravando la condición que le está afectando, sin darse cuenta. Así, la condición que probablemente comenzó siendo una pequeña llaga, puede culminar en una ulceración seria que requiera varios días de hospitalización e inmovilidad para sanarse.

LA IMPORTANCIA DE EXAMINARSE LOS PIES... ¡DIARIAMENTE!

La mejor arma que la persona diabética tiene a su disposición para evitar que se desarrollen en sus pies las ampollas, llagas, rozaduras, raspaduras y ulceraciones es examinarlos con detenimiento (todos los días) para observar si se presenta cualquier señal de que el zapato está rozando un dedo o se le está formando una grieta en la planta del pie.

¿Cómo debe hacerse este reconocimiento?

- Examínese ambos pies; primeramente uno, después el otro.

¿QUE PROBABILIDADES TIENE DE DESARROLLAR UNA NEUROPATIA DIABETICA EN LOS PIES?

No todos los diabéticos sufren de *neuropatías,* desde luego. Sin embargo, si usted forma parte del grupo afectado por la *diabetes del tipo I* (dependiente de la *insulina)* o por la *diabetes del tipo II* (no dependiente de la *insulina),* tiene grandes probabilidades de sufrir una *neuropatía* si se encuentra en alguna de estas categorías:

- Es mayor de 60 años.
- Tuvo algún tipo de ulceración en un pie anteriormente.
- Le han hecho algún tratamiento de los ojos a base de rayos láser.
- Sufre de afecciones en los riñones.
- Padece de problemas vasculares o del sistema circulatorio en general.

- Si hay alguna parte del pie que usted no puede alcanzar a mirar bien, válgase de un espejo... o pídale ayuda a otra persona.
- No olvide examinar los espacios entre los dedos. Estos son áreas donde suelen alojarse unos hongos muy rebeldes, los cuales provocan la condición que es comúnmente conocida como *pies de atleta,* y que causan tal grado de escozor que la persona se ve obligada a rascarse intensamente y con frecuencia. Al hacerlo, levanta una capa de la epidermis y deja al descubierto la capa inferior, que es mucho más delicada y susceptible de desarrollar infecciones. Además, en muchas ocasiones se producen sangramientos, lo cual tampoco es conveniente para la salud de sus pies.

SI SE PRESENTA ALGUN PROBLEMA EN SUS PIES, ¿CUAL DEBE SER EL TRATAMIENTO A SEGUIR?

■ Si se le forma una grieta, ampolla o rajadura en la piel de los pies, cúbrala con una venda limpia, siéntese (o acuéstese), y llame al médico. No camine, porque eso agravaría el problema que se le ha presentado. Recuerde que, debido a la *neuropatía,* usted no sentirá dolor y eso lo tentará a caminar. Sin embargo, el peso de su cuerpo sobre la lesión la empeorará y, asimismo, hará más lento el proceso de cicatrización.

■ Si lo ingresan en un hospital debido a una lesión en los pies, tenga muy presente que el descanso es esencial para la cicatrización. No ceda a la tentación de levantarse antes de que el médico se lo ordene.

■ Muy importante: no trate de medicarse a sí mismo. Probablemente en el hospital le recetarán antibióticos para evitar el desarrollo de infecciones.

■ Para prevenir el desarrollo de hongos (y cualquier otro problema de los pies), séquelos muy bien después de bañarse o lavarlos. Si puede, use un secador de aire de esos que se emplean para secar el cabello. Además, aplíqueles talco (después que estén muy secos), y cámbiese las medias o calcetines diariamente.

■ De pie, compare un pie con el otro. Es posible que al ejercer más presión sobre algún punto, esté deformando uno de ellos; es por ello tan importante la revisión diaria de los mismos. Cualquier cambio que detecte, acuda al especialista, ya que hay formas de controlar cualquier tipo de deformación que se esté desarrollando.

■ Tómese la temperatura de sus pies con las manos. Hágalo por separado para comprobar si uno está más frío que el otro, lo cual sería una señal de que la circulación de ese pie está alterada. También es posible que uno de ellos presente una temperatura más elevada que el otro, y en ese caso es importante revisar bien el pie afectado ya que existe la posibilidad de que se esté desarrollando una infección que usted posiblemente no haya detectado aún. En ambos casos debe reportarle al médico (en seguida) lo que está sucediendo.

- Si observa cualquier anormalidad, por pequeña que la considere (ya sea una grieta, una llaga, una rozadura, etc.), vea al especialista cuanto antes. No trate de curar usted mismo la condición que se haya presentado, ya que el médico debe examinarlo antes para determinar qué puede estar provocando la lesión detectada.

EN DETERMINADAS SITUACIONES, NO HAY OTRA ALTERNATIVA QUE OPERAR LOS PIES...

- A veces el tipo de ulceración que se puede formar en uno (o en ambos) pies es tan seria que el médico no tendrá otra opción que operarla. En casos muy graves, desde luego, es posible llegar a medidas extremas, como son la extirpación de un área del hueso en la parte afectada, o inclusive la amputación del pie (o de la extremidad). No obstante, no todas las operaciones son tan drásticas.
- Como la circulación adecuada es esencial para la cicatrización, pregúntele a su médico cuál es el estado de la suya y si necesitará algún tratamiento especial para mejorarla antes de someterse a la cirugía. Si es así, siga ese tratamiento al pie de la letra.
- Después de la operación, usted tendrá que observar una serie de medidas para evitar que el problema que se le presentó originalmente no vuelva a surgir. Esto es especialmente importante en las primeras semanas que siguen a la cirugía porque en esos momentos la piel de sus pies se volverá más delicada que nunca. Usted debe ayudar a sus médicos y enfermeras observando fielmente sus instrucciones.
- No considere que las operaciones en las piernas y en los pies (inclusive en los casos en que sea inevitable la amputación) son el resultado de la *diabetes*. Usted puede ayudarse a sí mismo para evitar esos extremos. Para ello debe examinar sus pies con cuidado y perseverancia. Convierta esta práctica en un hábito y evitará males que pueden prevenirse tomando medidas que a veces son muy sencillas.

MEDIDAS IMPORTANTES PARA CUIDAR DEBIDAMENTE SUS PIES

■ No camine descalzo. Recuerde que si usted tiene dañados los nervios de los pies (porque sufre de neuropatía diabética) puede pisar fragmentos de vidrio o cualquier otra objeto cortante o punzante y hacerse una herida... sin advertirlo siquiera.

■ No use nunca una bolsa eléctrica o de agua caliente para calentarse los pies al dormir. Eso puede causarle una gran quemadura.

■ No se corte usted mismo las uñas de los pies, ni lime las callosidades que se presenten en la piel. Confíele esa tarea a un podiatra u otro profesional que pueda hacerlo sin causarle daño.

■ Tampoco recurra a ninguno de esos productos que se venden libremente en las farmacias y otros establecimientos para eliminar las callosidades que con frecuencia aparecen en los pies, pues todos son peligrosos y pueden causarle heridas, quemaduras y grietas. Por ejemplo, los parches van quemando la callosidad en una forma progresiva, pero la sustancia química que los mismos tienen también pueden quemarle la piel.

■ Evite el uso de las limas metálicas para raspar las callosidades

¿COMO DEBEN SER SUS ZAPATOS?

■ Cuando compre sus zapatos, piense primeramente en sus pies; deje la moda para un segundo lugar. Usted debe recordar siempre que de la comodidad y diseño adecuado de sus zapatos depende que no le causen rozaduras, raspaduras y llagas que pueden obligarlo a permanecer en un hospital por varios días.

■ El zapato ideal, en su caso, es el que se sujeta con cordones... porque

que habitualmente se desarrollan en los pies; es muy fácil que no se de cuenta y que llegue a raspar su propia piel. Otros procedimientos similares (a base de piedra pómez y otros tipos de limas, por ejemplo) presentan el mismo peligro de provocar raspaduras en la piel.

- Inclusive las almohadillas que se adhieren a las callosidades (para evitar el roce de la piel del pie con el zapato) suelen adherirse de tal manera que después costará trabajo desprenderlas sin arrancarse algún fragmento de la piel conjuntamente con la almohadilla. Lo aconsejable es consultarle al especialista su opinión sobre todos estos productos.
- Si la piel de sus pies es muy seca, emplee habitualmente algún tipo de humectante en ellos; de esta manera evitará que los pies se le agrieten. Asimismo, aplíquese la crema humectante en las piernas y en las partes superior e inferior del pie, aunque nunca entre los dedos. Recuerde que esas áreas mantienen la humedad, y es en ellas donde se alojan y proliferan los hongos.
- Cuide sus uñas y recórtelas para que sigan la línea general del pie. Si usted no puede cortárselas por sí mismo (o le resulta difícil), lo ideal es que visite a un podiatra.
- Al comprar zapatos y medias o calcetines, selecciónelos con mucho cuidado. No salga del establecimiento con la mercancía hasta no tener la completa seguridad de que los artículos que está adquiriendo se ajustarán bien a sus pies y no le causarán molestias ni rozaduras peligrosas. Tenga presente en todo momento que el tiempo que demore en esta selección estará muy bien empleado... porque estará comprando, también, salud para sus pies.

son los que usted puede ajustar mejor a la forma y tamaño de sus pies. Los cordones le permiten ajustar el zapato (si lo siente que no está ceñido al pie) o aflojarlo (si considera que le aprieta y que puede provocarle cualquier nivel de inflamación).

- Compre, preferiblemente, zapatos de tacón bajo y ancho... para que pueda soportar el peso de su cuerpo y distribuirlo adecuadamente.
- El zapato debe ser holgado y tener un ancho que le resulte cómodo... compruébelo si puede mover fácilmente los dedos de los pies dentro

de él. Si la parte delantera es estrecha, sus dedos se enciman los unos sobre los otros; esto no sólo causa rozaduras, sino que hace que el pie se vaya deformando progresivamente.

- No compre zapatos baratos; ¡sus pies merecen lo mejor! Elija sus zapatos en un establecimiento que venda calzado de calidad y cuyos empleados tengan verdadera experiencia en medir los pies de los clientes en la forma debida. Usted también puede hacer un molde de la forma y tamaño de sus pies: párese y marque la silueta de sus pies para recortarla. Lleve ese molde a la peletería de su elección y, para mayor seguridad de que el zapato que va a comprar es el de su tamaño, colóquelo sobre el molde. No lo adquiera si no corresponde a la silueta que usted recortó, ya que lo más probable es que lastimará sus pies.
- Al estrenar zapatos nuevos, acostúmbrese a ellos poco a poco. Uselos por una hora o dos... solamente. Inmediatamente después de esta prueba, examínese los pies para comprobar si el nuevo calzado le ha causado algún problema.
- Antes de calzarse los zapatos, introduzca la mano en ellos para comprobar que no hay en su interior ninguna piedra pequeña u otro objeto que pueda dañarle los pies. Aunque le parezca increíble, algunas personas que sufren de *neuropatía diabética* han estado caminando durante varios días con zapatos que llevaban dentro presillas para el papel, monedas, botones y otros objetos... sin darse cuenta de que todos estaban provocando lesiones peligrosas.
- También, cada vez que se ponga los zapatos deberá comprobar si las costuras interiores de los mismos no se han endurecido o se han vuelto ásperas. Asegúrese de que las costuras se mantienen suaves y flexibles, como lo fueron cuando compró los zapatos.
- Algunos especialistas recomiendan que las personas que sufren de *neuropatía diabética* usen unas plantillas especiales en el interior de los zapatos. Si usted decide usar alguna, cuide que el zapato sea lo suficientemente amplio para acomodar debidamente tanto su pie como la plantilla.

CAPITULO 6

CETOACIDOSIS: ¡UNO DE LOS MAYORES PELIGROS DE LA DIABETES!

De acuerdo con las cifras ofrecidas por la **Organización Mundial de la Salud (OMS)**, más del 50% de las personas que sufren de *diabetes* no están conscientes de su condición. Esto constituye un peligro muy grande para la salud de estos individuos, ya que la *diabetes* es una enfermedad crónica que puede complicarse fácilmente. Y una de las complicaciones más frecuentes que se pueden presentar es la llamada *cetoacidosis,* la cual se presenta cuando el organismo necesita más *insulina* de la que está recibiendo normalmente.

Consideremos una situación típica: a **Jairo V.** se le diagnosticó que padecía de *diabetes del tipo II* (no dependiente de la *insulina),* durante un examen físico anual, a la edad de 34 años. Inicialmente –con medicamentos, y después mediante una dieta equilibrada– logró controlar debidamente su nivel de *glucosa* en la sangre. Hace unos meses, sin embargo, Jairo comenzó a sentirse embargado por un malestar general que él atribuyó a algún virus; inclusive se vio obligado a faltar al trabajo por varios días seguidos, "porque prácticamente no tenía fuerzas para levantarme de la cama". Al quinto día, debido a las náuseas y a los vómitos que se le presentaron, decidió consultar la situación con el médico, y éste inmediatamente lo hospitalizó, después de diagnosticarle que se le había manifestado una condición llamada *cetoacidosis.* Tuvo que permanecer dos días en el hospital, recibiendo fluidos por la vía intravenosa, y su sangre siendo analizada cada hora... una experiencia que hoy espera que no se vuelva a repetir en el futuro.

La *cetoacidosis diabética* se manifiesta cuando la persona no recibe el volumen de *insulina* que su organismo necesita, y es una condición más frecuente de lo que pudiéramos imaginar entre los diabéticos. En muchas ocasiones se presenta en individuos que sufren de *diabetes* sin saberlo, lo cual es sumamente peligroso; en otros (como en el caso de Jairo V.), en individuos que son diabéticos, que están conscientes de las complicaciones que pudieran surgir si no controlan debidamente los niveles de *glucosa* en la sangre, pero que por algún tipo de descuido no reciben el volumen de *insulina* que sus cuerpos necesitan para procesar los carbohidratos que ingieren.

- La persona que sufre de diabetes del tipo I (dependiente de la *insulina),* no elabora la *insulina* que su organismo necesita. Por lo tanto, puede desarrollar la *cetoacidosis* en cualquier momento.
- El diabético del tipo II (no dependiente de la *insulina),* probablemente elabora alguna cantidad de *insulina,* aunque también pueda necesitarla. Este individuo es menos propenso a que se le presente la *cetoacidosis,* pero la situación pudiera presentarse... por ejemplo, si se enferma.

¿CUAL ES EL PROCESO DE LA CETOACIDOSIS?

En primer lugar, consideremos que por alguna razón la persona que sufre de *diabetes* no obtiene el volumen de *insulina* que su organismo necesita... o que –en un momento dado– necesita más *insulina* de la que está recibiendo. ¿Qué sucede?

- Sus músculos no pueden tomar la *glucosa* que necesitan y, por lo tanto, comienzan a sentirse faltos de energía, por lo que el organismo comienza a descomponer las grasas para obtener esa energía que le es tan necesaria.
- Uno de de los productos de desecho que surgen de este proceso son las llamadas *cetonas,* las cuales normalmente son eliminadas en la orina tan pronto como son formadas.
- Ahora bien, si las *cetonas* se forman con más rapidez de la que los riñones pueden eliminarlas, comienzan a acumularse en la sangre, la

cual se vuelve más ácida.

- Al mismo tiempo, los niveles de *glucosa* en el organismo se elevan debido a que la persona no dispone de la *insulina* que necesita.
- Y una vez que el nivel de *glucosa* es lo suficientemente elevado, ésta comienza a pasar a la orina.
- Asimismo, los riñones producen más orina... y la persona comienza a deshidratarse.

Es decir:

- La deshidratación que sufre la persona, más la acumulación de las *cetonas* en la sangre es la que produce la condición que es conocida como *cetoacidosis.*

¿QUE PUEDE SUCEDER CUANDO SE PRESENTA LA CETOACIDOSIS?

Consideremos la peor situación que se pudiera presentar: la *cetoacidosis* no es tratada... digamos que debido a que la condición no es identificada inmediatamente por el paciente que la sufre. En ese caso, el volumen de la sangre disminuye considerablemente porque el individuo se halla severamente deshidratado; por lo tanto, sus órganos vitales no reciben el suministro de sangre oxigenada que necesitan, sino *sangre acídica.* Por supuesto, la persona no detecta el daño que esto causa a su corazón y al hígado, pero inmediatamente podrá comprobar que su cerebro comienza a afectarse, ya que se hallará en un estado de confusión progresiva, hasta que caiga en un estado de coma.

Pero, además, como la sangre se halla muy concentrada, es muy fácil que se formen coágulos, los cuales pueden desencadenar un ataque al corazón o un infarto, al obstruir una arteria importante. Si la situación se presenta en niños pequeños, el cerebro se inflama, lo cual puede dañarlo o inclusive provocarle la muerte. Evidentemente, se trata de una condición en extremo peligrosa, y las estadísticas muestran que aproximadamente el 2% de las personas que son hospitalizadas debido a la *cetoacidosis* mueren de ella.

¿PUEDE PREVENIRSE?

Desde luego, siempre que se conozca el proceso que lleva hacia la

¿COMO SE PUEDE COMPROBAR LA PRESENCIA DE CETONAS EN LA ORINA?

Mediante un pequeño equipo de comprobación que puede ser adquirido en cualquier farmacia importante sin la necesidad de receta médica. La persona que sufre de *diabetes* siempre debe tener en su casa este equipo, observando la fecha de vencimiento del mismo para que los resultados sean precisos.

Los equipos para comprobar la presencia de *cetonas* en la orina pueden ser de tres tipos diferentes: cintas, tabletas, y tiras. La comprobación se realiza de igual manera con cualquiera de los tres sistemas a elegir:

- Se sumerje la tira sensibilizada en una muestra de orina, o se aplican unas gotas de orina a la tableta sensibilizada.
- Se espera durante un período que puede oscilar entre 10 segun-

cetoacidosis, el cual puede ser desencadenado por diferentes factores:

- El paciente que sufre de *diabetes del tipo I* (dependiente de la *insulina)* pudiera olvidarse de recibir una dosis de *insulina.* Esto sucede con frecuencia entre los niños y adolescentes que padecen de *diabetes,* cuyos padres se olvidan de proporcionarles las dosis de *insulina* que necesitan. Pero se trata de una situación que igualmente puede presentarse en un paciente diabético adulto que no esté consciente de la importancia vital que tiene para él recibir las dosis de *insulina* que le hayan sido prescritas por el endocrinólogo que trata su condición.
- Un frasco de *insulina* que se descompone. Esto puede suceder, y de hecho sucede con bastante frecuencia. A veces el paciente diabético deja el frasco de *insulina* en lugares inadecuados, por lo que se

dos a 2 minutos, de acuerdo con el sistema que se emplee.

- La tira sensibilizada o la tableta adquirirá un color determinado, el cual debe ser comparado con una muestra de colores que incluye el equipo.
- Los resultados pueden ser negativo, trazas, pequeño, moderada, grande... los cuales indican el nivel de *cetonas* en la orina.

Si la persona diabética está enferma (sufriendo un ataque de influenza, por ejemplo) y la muestra de orina revela que hay trazas de *cetonas* en ella, o una cantidad pequeña, la situación no debe preocupar mayormente al paciente. Inclusive las personas que no sufren de *diabetes* pueden presentar *cetonas* en la orina cuando se hallan enfermas. En ese caso, lo recomendable es beber cantidades grandes de líquidos y comprobar el nivel de *glucosa* en la sangre cada 3 ó 4 horas. No obstante, la prueba para determinar la presencia de *cetonas* en la orina debe ser repetida cada cuatro horas para comprobar cualquier variación en los niveles de coloración en la tira sensibilizada.

Cuando la tira sensibilizada indica que el nivel de *cetonas* en la orina es moderado o elevado, el paciente diabético debe comprobar inmediatamente cuál es su nivel de *glucosa* en la sangre, y llamar al médico seguidamente. Lo más probable es que el especialista recomiende una dosis adicional de *insulina.*

descompone. Otras veces, la fecha de vencimiento del frasco de *insulina* ya ha caducado, y el producto se ha descompuesto. Por ello, es importante comprobar siempre el estado de la *insulina* que se va a administrar, teniendo presente que debe ser clara; si se vuelve opaca, está descompuesta.

- El paciente toma la dosis normal de *insulina* que le fue recomendada por el especialista, pero no es suficiente para su organismo. Esta situación se presenta con frecuencia cuando la persona se enferma o desarrolla una infección (por ejemplo, si se halla afectada por la influenza, una infección en el tracto urinario, neumonía, una ulceración en el pie, etc.). Tomando en cuenta las estadísticas internacionales, aproximadamente la tercera parte de los casos de *cetoacidosis* se manifiestan debido a una enfermedad o infección. ¿Por qué?

Porque el cuerpo se halla afectado debido a la infección que ha contraído, lo cual aumenta los niveles de *glucosa* en la sangre. Al suceder esto, o bien los músculos se vuelven más resistentes a la *insulina,* o el hígado libera *glucosa* al torrente sanguíneo.

Muchas personas que padecen de *diabetes* consideran –equivocadamente, desde luego– que necesitan menos *insulina* cuando se hallan enfermas, porque están ingiriendo un volumen menor de alimentos. La realidad es que pueden necesitar dosis adicionales de *insulina* para poder asimilar el volumen adicional de *glucosa* que es liberada por el hígado, o para vencer la resistencia de sus músculos a la *insulina.*

¿QUE SE PUEDE HACER?

En realidad, no es tan importante el factor que pueda desencadenar una situación de *cetoacidosis* (aunque el mismo debe ser siempre identificado para que no se vuelva a repetir, desde luego), sino estar consciente de que se ha presentado una crisis para la salud que debe ser atendida inmediatamente. Para ello, el paciente que sufre de *diabetes* debe observar cuál es su nivel de *glucosa* en la sangre (mediante los pequeños aparatos especiales para medir, llamados *glucómetros):*

- En el momento en que el nivel de *glucosa* en la sangre sea superior a los 140 miligramos/decilitro, debe examinar inmediatamente la orina para detectar la presencia de las *cetonas.*
- Pero si no dispone del *glucómetro,* debe identificar que se halla en una situación crítica si se siente con náuseas y se le presentan vómitos. En ese caso, igualmente debe examinar la orina para comprobar la presencia de las *cetonas.*
- Es más, aunque la lectura en el *glucómetro* indique que los niveles de *glucosa* son normales, si el paciente sufre de náuseas y vómitos, debe considerar al instante que puede hallarse ante una situación de *cetoacidosis.*

Una ez que las *cetonas* comienzan a acumularse en la sangre, se presentan las náuseas. Por lo tanto, el paciente que sufre de *diabetes* no debe considerar que las náuseas y los vómitos que presenta se deben siempre a un virus que le ha afectado, y limitarse a descansar hasta que los síntomas cedan por sí mismos. Es más:

- Siempre que se sienta embargado por lo que comúnmente llamamos "un malestar general", la persona diabética debe comprobar cuál es el nivel de la *glucosa* en su sangre (cada cuatro horas) y determinar la presencia de *cetonas* en la orina.
- En el caso de niños diabéticos, los padres deben prestar especial atención a situaciones en las que vomiten o se quejen de dolores en el estómago, porque éstos pueden ser síntomas de la *cetoacidosis.*

¿CUALES SON LOS SINTOMAS? ¿CUAL ES EL TRATAMIENTO?

Si el paciente que sufre de *diabetes* no comprueba que las *cetonas* se están acumulando en su sangre, y que ésta se va volviendo cada vez más acídica, se desencadenarán los síntomas de la condición, los cuales pueden resumirse en:

- Pérdida del apetito.
- Molestias estomacales, incluyendo dolores.
- Náuseas.
- Vómitos.
- Aliento con olor a frutas.
- Visión nublada.
- Sed constante.
- Resequedad en la boca.
- Deseos frecuentes de orinar.
- Fiebre.
- Resequedad en la piel.
- Un estado de debilidad general.
- Somnolencia.
- Dificultad al respirar.

Ante estos síntomas, la medida inmediata a tomar: llamar al médico, y acudir al hospital más cercano, donde el paciente recibirá fluidos (por la vía intravenosa) para corregir la situación de deshidratación que se haya podido presentar y para bajar inmediatamente los niveles de *glucosa* en la sangre. Asimismo, recibirá dosis de *insulina* en el fluido que se le suministre intravenosamente.

Si se trata de un adulto con una situación severa de *cetoacidosis,* lo más probable es que el médico le inyecte *heparina,* un medicamento que evita que se formen coágulos en la sangre. El tratamiento se administra durante un período de entre 24 y 48 horas, en los casos más críticos; si la situación no es tan severa, el tratamiento puede prolongarse durante 6 horas.

CAPITULO 7

DIABETES GESTACIONAL: ¡UNA COMPLICACION MUY COMUN DEL EMBARAZO!

Muchas mujeres no producen los niveles adecuados de *insulina* durante el embarazo, y por ello no pueden mantener bajo control los niveles de *glucosa* en la sangre. ¿Resultado? La **diabetes gestacional**, la cual debe ser controlada para evitar complicaciones. Muchas veces la condición desaparece después del parto... pero por lo general es indicio de que la mujer en cuestión va a sufrir de *diabetes* en el futuro. En este capítulo respondemos a las preguntas que pueda tener sobre este trastorno frecuente en el embarazo.

El primer síntoma de la condición pudiera ser la presencia de azúcar en la orina, pero otras señales (como un vientre demasiado voluminoso para los meses de embarazo, estar aumentando excesivamente de peso, e incluso sentir hambre y sed excesivas) también podrían sugerir la presencia de la *diabetes gestacional...* una condición que se estima afecta entre el 2% y el 3% de todas las mujeres embarazadas (algunos estudios revelan que estos estimados pueden llegar a ser tan altos como el 10%), lo cual la convierte en la más común de todas las complicaciones que pueden presentarse durante el embarazo.

Como es tan frecuente, en la actualidad la mayoría de los obstetras rutinariamente someten a todas las mujeres embarazadas a un examen de azúcar en la sangre (entre las 24 y 28 semanas de gestación), y si los exámenes confirman la presencia de la *diabetes gestacional,* el tratamiento médico debe ser inmediato.

Aunque una vez la *diabetes gestacional* constituyó una seria amenaza para las futuras madres y sus fetos (e incluso hoy sigue siéndolo, de no ser tratada y controlada adecuadamente), gracias a los avances de la Medicina casi todas las mujeres que desarrollan esta condición logran mantener bajo control sus niveles de azúcar en la sangre, y llegan a tener bebés completamente normales y saludables. No obstante, es una situación que preocupa y a la cual se le debe prestar la debida atención para evitar complicaciones que no sólo podrían poner en peligro la vida de la mujer embarazada, sino la del feto.

A continuación le ofrecemos once preguntas –debidamente seleccionadas entre las que con mayor frecuencia formula la mujer embarazada– las cuales pueden informarle todo lo que usted requiere saber con respecto a la *diabetes gestacional* (incluyendo los factores que pueden predisponer a una mujer a desarrollar esta condición, los exámenes que permiten detectar su presencia, así como todas las medidas que puede tomar una mujer embarazada para aumentar las posibilidades de tener un bebé saludable en el caso de que sufra de diabetes durante su embarazo).

1
¿QUE ES LA DIABETES GESTACIONAL?

La *diabetes* –no importa si es consecuencia del embarazo o si existe con anterioridad– es un desajuste en el cual el cuerpo no produce suficiente *insulina,* o no utiliza la *insulina* eficientemente. La *insulina* (una hormona que es elaborada por el páncreas) permite que el cuerpo transforme el azúcar en energía que puede ser usada por las células. Cuando el cuerpo no es capaz de procesar eficientemente el azúcar en la sangre, los niveles de azúcar se elevan excesivamente.

Lo que diferencia a la *diabetes gestacional* de los otros tipos de *diabetes* es, básicamente, que ésta es una condición temporal que se desarrolla por primera vez durante el embarazo.

2
¿QUE PROVOCA LA DIABETES GESTACIONAL?

La *diabetes gestacional* usualmente se desarrolla durante la segunda mitad del embarazo. En esta etapa, el feto está creciendo rápidamente, y la madre debe producir un volumen mayor de *insulina* para cubrir las necesidades de energía de la criatura en desarrollo, las cuales también son mayores en esta etapa.

Las *hormonas del embarazo* pueden interferir con la capacidad del cuerpo para usar su propia *insulina* y procesar el azúcar, y esto incrementa a su vez la demanda sobre el páncreas para producir un volumen mayor de *insulina.* Si el páncreas no puede satisfacer las necesidades elevadas de *insulina* del organismo, los niveles de azúcar en la sangre de la madre se elevan, dando origen a la *diabetes gestacional.*

3

UNA PEQUEÑA CANTIDAD DE AZUCAR EN LA ORINA DETECTADA OCASIONALMENTE DURANTE EL EMBARAZO... ¿ES NECESARIAMENTE UN SINTOMA DE DIABETES GESTACIONAL?

No. Una pequeña traza de azúcar en la orina detectada ocasionalmente durante el embarazo probablemente indique que el cuerpo de la futura madre está haciendo lo que se supone que haga: asegurándose de que el feto –el cual depende completamente de ella para su suministro de energía– está recibiendo suficiente cantidad de *glucosa.* Como la *insulina* es la hormona que regula los niveles de *glucosa* en la sangre y se asegura de que suficiente volumen de ella está siendo tomada por las células corporales para la nutrición, las *hormonas del embarazo* naturalmente desatan *mecanismos anti-insulínicos* para asegurarse de que suficiente azúcar sigue circulando en el torrente sanguíneo para alimentar al feto.

Algunas veces, sin embargo, este *efecto anti-insulínico* es tan intenso que consigue dejar más que suficiente azúcar en la sangre para cubrir las necesidades tanto de la madre como del feto (más de la que puede ser debidamente procesada por los riñones), y ese exceso de azúcar es entonces vertido en la orina. Por esa razón:

- Una pequeña cantidad de azúcar en la orina no es nada extraño durante el embarazo, sobre todo durante el segundo trimestre, cuando el *efecto anti-insulínico* se incrementa.
- De hecho, aproximadamente el 50% de todas la mujeres embarazadas muestran trazas de azúcar en la orina en algún momento del embarazo.

Sin embargo, si los análisis de orina muestran repetidamente la presencia de azúcar, el obstetra deberá recomendar otros exámenes para comprobar si verdaderamente se trata de un caso de *diabetes gestacional.*

4
¿QUE RIESGOS REPRESENTA PARA EL FETO LA DIABETES GESTACIONAL?

Sin tratamiento, la *diabetes gestacional* puede causar el desarrollo de un bebé extremadamente grande, aproximadamente de 5 kilos (o más). De acuerdo a estadísticas internacionales, se estima que:

- La llamada **macrosomía** (el término médico que es usado para describir este sobrecrecimiento) ocurre hasta en el 25% de los bebés que nacen de madres que sufren de *diabetes gestacional* cuando la condición no es debidamente tratada.

El sobrecrecimiento del bebé se origina cuando parte del azúcar adicional que hay en la sangre de la madre atraviesa la *placenta* y alcanza al feto. El feto produce entonces un volumen adicional de *insulina,* la cual ayuda a procesar el azúcar y a almacenarla como grasa. Esa grasa tiende a acumularse alrededor de los hombros y el tronco del bebé, haciendo algunas veces difícil el parto vaginal y poniendo al bebé en un grupo de alto riesgo a sufrir de lesiones durante el alumbramiento.

Las mujeres afectadas por la *diabetes gestacional* que mantienen sus niveles de azúcar bajo control reducen grandemente los riesgos de dar a luz un bebé con *macrosomía.* Un reciente estudio desarrollado en Toronto (Canadá) ha demostrado que:

- Las mujeres que sufren de *diabetes gestacional* y que reciben el tratamiento adecuado no son más propensas que el resto de las mujeres embarazadas (que no padecen de *diabetes)* a tener un bebé con *macrosomía.*

Pero el nacimiento de un bebé muy grande no es el único problema que puede ocasionar la *diabetes gestacional* indebidamente controlada; entre otras posibles complicaciones se destacan las siguientes:

- Un ligero incremento en el riesgo de dar a luz un feto muerto. La *dia-*

betes gestacional no controlada incrementa el riesgo de la mujer a que el feto nazca muerto; sin embargo, con los avances alcanzados en el tratamiento de esta condición, los partos de fetos muertos en la actualidad se han vuelto extremadamente raros.

- Mayores riesgos para el bebé de sufrir problemas respiratorios y otras enfermedades. Durante el período neonatal, los bebés de las mujeres que han sufrido de *diabetes gestacional* pobremente controlada presentan un mayor riesgo de experimentar dificultades respiratorias, bajos niveles de azúcar en la sangre, e ictericia.

Si bien todos estos trastornos pueden ser hoy tratados con efectividad, siempre es mejor prevenirlos controlando los niveles de azúcar en la sangre durante el embarazo.

5
¿PUEDE LA DIABETES GESTACIONAL ELEVAR EL RIESGO DE DEFECTOS DE NACIMIENTO EN EL BEBE?

A diferencia de las mujeres que sufren de *diabetes* con anterioridad al embarazo, las mujeres que padecen de *diabetes gestacional* usualmente no presentan un riesgo mayor a tener un bebé con defectos de nacimiento. Sin embargo, algunos estudios recientes sugieren que:

- Las mujeres cuya *diabetes gestacional* requiere tratamiento con *insulina,* sí pudieran presentar un riesgo ligeramente mayor de tener un bebé con algunos tipos de malformaciones específicas, como pueden ser los defectos del corazón o defectos del tubo neural.

No obstante, los exámenes de diagnóstico prenatal pueden ayudar a detectar o descartar estos problemas con antelación.

6
¿COMO UNA MUJER EMBARAZADA PUEDE SABER SI TIENE O NO DIABETES GESTACIONAL?

La mayoría de las veces, la *diabetes gestacional* no presenta síntomas; por este motivo, la manera más segura de detectar el trastorno es sometiendo a la mujer embarazada a un análisis que mida los niveles de *glucosa* en la sangre. Los médicos por lo general recomiendan que todas las embarazadas se sometan a este examen entre las semanas 24 y 28 de gestación.

Sin embargo, existen una serie de señales que podrían de alguna manera sugerir la presencia del trastorno o la posibilidad que tiene una mujer de llegar a desarrollarlo. Por ejemplo:

- Aunque casi siempre la *diabetes gestacional* es asintomática, algunas mujeres con la condición se quejan de sentir sed excesiva, hambre, o fatiga.
- De igual forma, algunos factores pueden incrementar los riesgos de la mujer embarazada a desarrollar la diabetes gestacional.

Entre ellos se encuentran los siguientes:

- La edad. Como la tendencia a la *diabetes* incrementa a medida que se avanza en años, mientras mayor es la madre, mayor es también su riesgo de desarrollar *diabetes gestacional.*
- El sobrepeso o la obesidad.
- Una historia familiar de *diabetes.*
- Haber tenido con anterioridad un parto en el que el feto nació muerto o el haber dado a luz un bebé especialmente grande.

Los estudios muestran, no obstante, que estos factores de riesgo conducen a la identificación de sólo un 50% de las mujeres que presentan *diabetes gestacional;* por ello, someterse a la prueba que mide los niveles de *glucosa* en la sangre sigue siendo el método más seguro de detección.

7
¿EN QUE CONSISTE LA PRUEBA QUE DETECTA LA DIABETES GESTACIONAL?

La prueba para detectar la *diabetes gestacional* es llamada **prueba de análisis de glucosa**. Para su realización, la embarazada deberá tomar una bebida dulce de cola, con un contenido de unos 50 gramos de *glucosa* (azúcar); una hora después, se le tomará una muestra de sangre en la que se medirán los niveles de *glucosa* en su sangre.

Si el examen muestra un nivel de *glucosa* de más de 140 miligramos por decilitro de sangre, entonces a la embarazada se le practicará otra prueba similar, aunque más larga, llamada **prueba de tolerancia a la glucosa**. Este segundo análisis, el cual debe ser practicado en ayunas, exige tomar muestras de sangre una, dos y tres horas después de ingerir una bebida con un contenido de 100 gramos de *glucosa.*

Aproximadamente el 20% de las embarazadas obtiene una lectura elevada en la prueba de análisis de *glucosa;* sin embargo, la subsiguiente *prueba de tolerancia a la glucosa* mostrará que la mayoría de esas mujeres no sufre de *diabetes gestacional.*

8
¿COMO ES TRATADA LA DIABETES GESTACIONAL... CON MEDICAMENTOS QUIMICOS?

La mayoría de las mujeres que sufren de *diabetes gestacional* logran controlar sus niveles de *glucosa* en la sangre por medio de la dieta y un programa de ejercicios físicos, sin la necesidad de tomar medicamentos químicos:

- El obstetra puede referirlas a un especialista en Nutrición para que –en estrecha colaboración con él– diseñe un plan de alimentación personal para cumplir con las necesidades de cada mujer. Muchos factores deberán ser contemplados a la hora de crear este plan de alimentación, incluyendo el peso de la mujer, la etapa de embarazo en la que se encuentra, y el ritmo de crecimiento del bebé.
- El ejercicio físico será también de gran importancia. Muchos estudios sugieren que la actividad física ayuda al cuerpo a procesar el azúcar con una mayor eficiencia, contribuyendo a que la mujer embarazada pueda mantener normales sus niveles de *glucosa* en la sangre. El programa de ejercicios también deberá ser recomendado por el obstetra teniendo en cuenta las características especiales de cada caso.

Después de haber diseñado el programa de dieta y ejercicios que la embarazada con *diabetes gestacional* deberá seguir, cada semana (o quizás más frecuentemente), deberá visitar a su médico para volver a comprobar cuáles son sus niveles de *glucosa* en la sangre y hacer los ajustes correspondientes en el tratamiento.

9
¿ES NECESARIA LA INSULINA EN EL TRATAMIENTO DE LA DIABETES GESTACIONAL?

Algunas veces sí. Cuando el programa de ejercicios físicos y la dieta diseñada especialmente para la mujer embarazada no consigue estabilizar los niveles de *glucosa* en la sangre después de aproximadamente dos semanas de estarlo poniendo en práctica, entonces lo más probable es que la embarazada necesite recibir inyecciones de *insulina* durante el resto de su período de gestación.

Las estadísticas muestran que:

- Aproximadamente el 10% al 15% de las mujeres con *diabetes gestacional* requieren tratamiento de *insulina.*

La mayoría necesita administrarse sus propias inyecciones dos veces al día. El médico les enseñará cómo ellas deben examinar sus niveles de *glucosa* en la sangre con ayuda de un monitor *(glucómetro).*

10
¿COMO PUEDE SABERSE SI EL BEBE DE UNA MUJER CON DIABETES GESTACIONAL PUEDE BENEFICIARSE CON UN PARTO POR CESAREA?

Durante el tercer trimestre del embarazo, el obstetra pudiera recomendar determinados exámenes que pueden ayudar a detectar si el feto está teniendo problemas a causa de la *diabetes gestacional* de la madre y si pudiera beneficiarse con un parto por cesárea. Estos exámenes incluyen:

- La comprobación del ritmo cardíaco fetal.
- Ultrasonido.

Algunos médicos recomiendan comenzar semanalmente el *control del ritmo cardíaco fetal* alrededor de la semana 34 de gestación. Asimismo, los exámenes de ultrasonido pueden revelar una información importante acerca del estado general del feto y su tamaño:

- Si el médico comprueba que el bebé pesa 4.5 kilos (o más), entonces probablemente recomendará que el parto se haga por medio de una operación cesárea.
- Sin embargo, si el bebé parece ser de tamaño normal, los niveles de *glucosa* de la madre están bien controlados, y los exámenes fetales muestran resultados optimistas, lo más probable es que la embarazada pueda tener un parto vaginal normal al término de su gestación.

11
¿DESAPARECE LA DIABETES GESTACIONAL DESPUES DEL PARTO?

La mayoría de las veces, sí. Si una mujer desarrolla la *diabetes gestacional,* durante el *examen postpartum* (que tiene lugar seis semanas después del alumbramiento), el obstetra probablemente le indicará otro análisis de *glucosa,* empleando en esta ocasión una bebida que contiene 75 gramos de *glucosa.* Si los niveles de *glucosa* han regresado a la normalidad, la nueva madre no necesitará continuar observando una dieta especial o recibir *insulina.*

Según las estadísticas:

- Las anormalidades en los niveles de *glucosa* en la sangre desaparecen después del parto en aproximadamente un 97% y un 98% de las mujeres que desarrollan la *diabetes gestacional* durante el embarazo;
- sin embargo, existe un 50% de probabilidades de que estas mujeres –particularmente las que son obesas– desarrollen una forma de *diabetes* no relacionada con el embarazo dentro de los siguientes veinte años.
- Asimismo, sus riesgos a sufrir de *diabetes gestacional* se incrementan con los embarazos subsiguientes.

Para reducir estos riesgos, las mujeres que han tenido *diabetes gestacional* deben observar las siguientes medidas preventivas:

- Someterse a exámenes médicos regulares.
- Controlar el peso dentro de límites normales.
- Desarrollar hábitos positivos de alimentación.
- Hacer ejercicios físicos.
- Aprender a reconocer todos los síntomas de la *diabetes.*

CAPITULO 8

¿CUALES SON LOS EFECTOS SECUNDARIOS DE LOS MEDICAMENTOS QUE PUEDA TOMAR?

La mayoría de las personas que sufren de *diabetes mellitus* toleran sin dificultad la *insulina* y los medicamentos para controlar los niveles de *glucosa* en la sangre (y otras complicaciones). No obstante, es preciso tener presente que todos estos medicamentos tienen efectos secundarios, los cuales deben seguirse de cerca.

Afortunadamente, los beneficios de los medicamentos que se han desarrollado en la actualidad para controlar la *diabetes* son mucho más sustanciales y duraderos que los efectos secundarios que los mismos pudieran causar. Sin embargo, en ocasiones estos últimos dejan de ser una simple molestia temporal y llegan a convertirse en peligros potenciales para la salud del enfermo.

A continuación le ofrecemos una descripción general de los medicamentos de uso más frecuente por los diabéticos y las medidas que pueden ser tomadas para reducir la acción de sus efectos secundarios negativos.

SULFONILUREAS

Estos medicamentos –que son recetados generalmente para el tratamiento de la *diabetes del tipo II*– estimulan la producción y liberación de la *insulina* en el páncreas. Sus efectos secundarios pueden variar ligeramente según cada paciente, pero algunos de ellos son comunes a todas las *sulfonilureas:*

- Molestias gastrointestinales. Son el efecto secundario más común de estos medicamentos; por lo general son muy moderados. Llegan a desaparecer si el medicamento es tomado con regularidad. Pueden incluir situaciones de estreñimiento, diarreas, pirosis (acidez estomacal), sensación de llenura, falta de apetito, náuseas, o dolores agudos en el abdomen.
- Intolerancia al alcohol. Puede presentarse con cualquiera los medicamentos de este tipo. Entre 10 y 30 minutos después de haber tomado cualquier medicamento de este grupo y mezclarlo con alcohol o bebidas alcohólicas (incluso en pequeñas cantidades) se pueden producir dolores de cabeza, enrojecimiento u hormigueo en el rostro, náuseas, y mareos. Evite el consumo de alcohol y de medicamentos que contengan alcohol.
- Problemas en la piel. Las *sulfonilureas* pueden provocar irritación, erupciones, y escozor en la piel. Estas reacciones suelen desaparecer a las pocas semanas de estar tomando regularmente el medicamento. Si se producen reacciones severas –o si se mantienen aun después de varias semanas– es importante consultar la situación con el médico. Las *sulfonilureas* también aumentan la sensibilidad a los efectos de la luz solar, de manera que es fundamental que la piel sea protegida con cremas o lociones con un factor de protección solar *(SPF,* la sigla en inglés generalizada a nivel internacional) de 15 ó más.
- Aumento de peso. Siga un estricto régimen de alimentación bien balanceado y bajo en grasa; emprenda asimismo un programa regular de ejercicios físicos para evitar el aumento de peso que acompaña al tratamiento con *sulfonilureas.*

METFORMIN
(GLUCOPHAGE, nombre comercial)

Es un medicamento también empleado para el tratamiento de la *diabetes del tipo II.* Sus efectos secundarios pueden ser:

- Molestias gastrointestinales. Son los efectos colaterales más comunes de este medicamento: náuseas, diarreas, pérdida de apetito, y un sabor metálico en la boca; aparecen al iniciarse el tratamiento, incrementar la dosis, o cuando se toman altas dosis del medicamento. Generalmente desaparecen al cabo de un mes de uso continuado. Para evitarlos: tome el medicamento con las comidas. A la hora de iniciar el tratamiento, debe comenzar con dosis bajas e ir incrementando las mismas gradualmente en el transcurso de varias semanas. Si padece de diarreas frecuentes, consulte con su médico la posibilidad de reducir las dosis.

- Acidosis láctica. La acumulación de *ácido láctico* en la sangre conduce a la llamada *acidosis láctica,* una condición que –aunque es poco frecuente; se presenta en 1 de cada 33,000 personas que toman el medicamento durante un año– puede representar un peligro para la vida. Los síntomas incluyen cansancio extremo, dolores musculares, dificultad al respirar, sensación de frío, mareos, e irregularidad en el ritmo cardíaco. Aquellas personas que padecen de determinadas condiciones médicas (como insuficiencia renal, problemas hepáticos, o insuficiencia cardíaca) no deben tomar este tipo de medicamento.

ACARBOSE
(PRECOSE, nombre comercial)

Este medicamento dificulta la absorción del azúcar contenida en los alimentos, de manera que los niveles de azúcar en la sangre no aumenten bruscamente después de las comidas. Debe consumirse con el primer bocado, para que su efecto se produzca con todos los alimentos de esa comida.

Sus efectos secundarios más frecuentes son los siguientes:

- Molestias gastro-intestinales. Inflamación abdominal, diarreas, *flatulencia* (gases intestinales). Haga comidas pequeñas y evite alimentos altos en fibra y que produzcan gases (no trate de neutralizar la *flatulencia* con otros medicamentos, porque éstos pueden debilitar los efectos del *acarbose).* Consulte con su médico la posibilidad de iniciar el tratamiento con una dosis baja (25 mg o menos) e incrementarla gradualmente hasta llegar a la dosis indicada. El uso continuado del medicamento hace que los efectos secundarios disminuyan o lleguen a desaparecer por completo.

TROGLITAZONE
(REZULIN, nombre comercial)

Se administra casi siempre en combinación con la *terapia a base de insulina.* El medicamento mejora la acción de la *insulina,* lo cual permite entonces utilizar una dosis menor de este último medicamento.

- El *troglitazone,* no obstante, parece tener un efecto negativo para el hígado en algunas personas (en 1 de cada 50 pacientes que consumen el medicamento). Es éste el motivo por el cual se recomienda que el paciente sea sometido a pruebas del funcionamiento del hígado antes de iniciar el tratamiento, y cada mes durante los primeros seis meses; luego en meses alternos durante los seis meses siguientes.

Los problemas hepáticos provocados por el *troglitazone* –que se manifiestan con náuseas, vómitos, dolores abdominales, fatiga, falta de apetito, coloración oscura en la orina– son reversibles tratados a tiempo.

REPAGLINIDE
(PRANDIN, nombre comercial)

Este medicamento se está empleando cada vez más para el tratamiento de la *diabetes del tipo II.* Se trata de un medicamento relativamente nuevo y –por lo tanto– no se conoce todo acerca de sus posibles efectos secundarios, aunque se sabe que algunos pacientes han reportado síntomas parecidos a los de la gripe.

INSULINA

El efecto secundario más serio y más frecuente de la *terapia a base de insulina* es la *hipoglicemia* (es decir, los bajos niveles de *glucosa* en la sangre). Para evitar que se produzcan episodios de *hipoglicemia,* asegúrese de ingerir alimentos a intervalos regulares; beber alcohol con moderación; llevar siempre consigo bocadillos o *glucosa;* y comprobar cuáles son los niveles de *glucosa* regularmente. Además, es importante que si se presentan los síntomas de *hipoglicemia,* los familiares y personas allegadas sepan cómo responder a la *diabetes* y a la *hipoglicemia.* También es fundamental tomar los medicamentos tal y como fueron recetados por el endocrinólogo; llevar consigo identificación acerca del padecimiento y los medicamentos que se están tomando; y consultar al médico antes de comenzar a tomar cualquier nuevo medicamento (aunque no sea recomendado para el tratamiento de la *diabetes).*

- Alergias. Si el área de la inyección se irrita y provoca escozor (éste se alivia por medio de un medicamento anti-histamínico), es señal de que el paciente presenta una reacción alérgica ante la *insulina.*

  La *insulina de origen animal* muestra una mayor tendencia a provocar reacciones alérgicas que la *insulina de origen humano* (1 de cada 100 usuarios, en comparación con 1 de cada 500). En cualquier caso, las reacciones alérgicas usualmente desaparecen en uno o dos meses desde la primera aparición de los síntomas.

  En muy raros casos (1 de cada 1,000 personas que toman *insulina)* sobreviene una reacción alérgica generalizada (o *anafilaxis),* con síntomas como abultamientos en toda la piel, inflamación de los labios y de la lengua. Ante la aparición de estos síntomas, es imprescindible que se llame inmediatamente a una ambulancia.

  Otra reacción poco común en los pacientes que reciben la *terapia a base de insulina* es la aparición de una concavidad en el área de la inyección provocada por una *lipo-atrofia.* Se produce en el caso de la *insulina de res,* y generalmente desaparece al cambiar el tratamiento a un régimen de *insulina de origen humano.* Inocular *insulina* en el área de la inyección por lo general alivia la reacción.
- Lipo-hipertrofia. Se caracteriza por la inflamación de la grasa debajo de la piel, cuando una persona –con frecuencia una persona delgada– se inyecta repetidas veces en la misma área. La acumulación de grasa en las áreas de la inoculación dificulta la absorción de la *insulina* inyectada y, por lo tanto, el control de los niveles de *glucosa* en la sangre. Para evitar esta acumulación, inyecte la *insulina* en varios lugares; rote las áreas de inyección con regularidad.
- Aumento de peso. Se produce sobre todo en personas que toman *insulina* como tratamiento para *diabetes del tipo II,* aunque también afecta a quienes padecen de la *diabetes del tipo I.* La *insulina* hace aumentar de peso, lo cual, al dificultar el control de la *glucosa,* obliga a administrar mayor cantidad de *insulinia,* y esto a su vez estimula el

aumento de peso; es decir, se establece un círculo vicioso que resulta muy difícil de controlar. De ahí que mantener el *peso corporal* tenga una importancia especial para los pacientes que muestran tendencia a aumentar de peso. Para lograrlo, siga una dieta balanceada, baja en grasa y en sal, y emprenda un programa de ejercicios aeróbicos (preferiblemente), previa consulta con su médico.

¿QUE DEBEN (Y QUE NO PUEDEN) COMER LOS DIABETICOS?

La dieta es extremadamente importante para cualquier persona, pero cuando se trata de un diabético lo es mucho más. Si usted padece de *diabetes,* no importa cuál sea su tipo (I, dependiente de la *insulina;* o II, no dependiente de la *insulina),* es imprescindible que sea extremadamente cuidadoso al analizar el verdadero contenido nutritivo de todos los alimentos que ingiere diariamente.

Las personas diabéticas deben observar una serie de lineamientos básicos a la hora de alimentarse; todos los alimentos no son apropiados para ellas, e incluso, aunque un tipo de alimento determinado sea adecuado para la mayor parte de los pacientes diabéticos, tampoco ello es garantía absoluta de que resulte apropiado para todas las personas que padecen esta enfermedad.

Además de los elementos generales de la alimentación de un diabético, a la hora de diseñar su propio plan de alimentación personal, cada paciente deberá tener en cuenta sus características particulares, así como los diferentes tipos de complicaciones que ya pueda haber presentado el desarrollo progresivo de su enfermedad.

Es precisamente por esta razón que los endocrinólogos (los especialistas en el funcionamiento de las glándulas endocrinas, que por lo general son los que tratan a los diabéticos) recomiendan a sus pacientes que se familiaricen con las recomendaciones nutricionales generales que se recomienda sigan las personas que padecen de esta condición. Además, les recomiendan que aprendan a leer e interpretar cuidadosamente las etiquetas de todos los productos que consumen, para que de esta forma puedan hacer decisiones correctas con respecto a su nutrición. Sólo así la persona diabética podrá mantener un plan de alimentación que responda realmente a sus características personales y le permita mantener su enfermedad bajo el debido control. A continuación le ofrecemos un breve **manual de nutrición** que todos los diabéticos deben consultar frecuentemente.

¿CUALES SON LAS NECESIDADES NUTRITIVAS DE LOS DIABETICOS?

Los especialistas recomiendan a sus pacientes diabéticos –como norma general– una dieta que incluya los siguientes elementos:

- **CARBOHIDRATOS:** El porcentaje exacto de calorías que un diabético debe obtener a partir de los *carbohidratos* debe ser determinado particularmente en cada paciente, con la ayuda de su médico y un especialista en Nutrición. Básicamente, este porcentaje dependerá de las preferencias alimenticias del paciente y de los niveles de *lípidos* (grasa) y de *glucosa* (azúcar) en la sangre que se necesitan mantener.

  Aunque muchas personas con *diabetes* creen que los **carbohidratos complejos** (que se encuentran en los granos, los panes, y la pasta) son mejores que los **carbohidratos simples**, la realidad es que hay poca evidencia científica de que los *carbohidratos simples* afecten los niveles de *glucosa* en la sangre más que los *almidones*. Por tanto, lo más importante para la persona que padece de *diabetes* debe ser controlar la cantidad total de *carbohidratos* que consume diariamente, y no creer que porque evita al máximo el consumo de *carbohidratos simples* puede excederse en el consumo de los *carbohidratos complejos.*
- **PROTEINAS:** Las recomendaciones nutricionales con respecto a la cantidad de proteínas que debe incluir la dieta de un diabético varían de acuerdo con la presencia o no de enfermedades renales. Si se trata de un diabético que no manifiesta síntomas de sufrir de una enfermedad renal, entre el 10% y el 20% de las calorías que consume dia-

¿COMO SE DEBEN LEER LAS ETIQUETAS DE LOS PRODUCTOS?

Decidir si un alimento es apropiado o no para la dieta de una persona que padece de *diabetes* también exige leer e interpretar adecuadamente la información nutricional que por lo general se incluye en la etiqueta de los productos alimenticios. Parecería fácil; sin embargo, la experiencia demuestra que no todas las personas saben hacerlo. Además, en muchas ocasiones la diversidad de términos empleados en las etiquetas crea confusión en el público. A continuación, algunos de los términos que con más frecuencia aparecen en las etiquetas de los productos:

■ **LIBRE-NO-SIN-CERO:** El uso de cualquiera de estos términos quiere decir que el producto no contiene ninguna cantidad de un ingrediente en particular, o que las cantidades que contiene son tan pequeñas que no pueden afectar el cuerpo en una forma significativa. Por ejemplo: **(1) LIBRE DE COLESTEROL** significa que un producto incluye 2 miligramos (o menos) de *colesterol* por porción. **(2)** Un producto **LIBRE DE GRASA** tiene menos de 0.5 gramos de *grasa* por porción. Para ser calificado como **LIBRE DE SODIO**, el producto deberá contener menos de 5 miligramos de *sodio* por porción. **(3)** Y para ser llamado **LIBRE DE CALORIAS** o **SIN CALORIAS** es necesario que tenga menos de 5 calorías por porción.

■ **BAJO-LIGERO-POCO-BAJA FUENTE DE:** Estos términos suelen ser usados en alimentos que pueden ser ingeridos a menudo sin exceder los lineamientos dietéticos que dictan las autoridades de salud para los siguientes componentes: **grasa**, **grasa saturada**, **colesterol**, **sodio**, y **calorías**. Por ejemplo: **(1) BAJO EN GRASA** quiere decir: 3 gramos (o menos) de *grasa* por porción. **(2) BAJO EN GRASA SATURADA** significa que el producto tiene menos de 1 gramo de *grasa* por porción. **(3) BAJO EN SODIO:**

menos de 140 miligramos de *sodio* por porción. (4) **MUY BAJO EN SODIO:** menos de 35 miligramos de *sodio* por porción. (5) **BAJO EN COLESTEROL:** menos de 20 miligramos de *colesterol* por porción. (6) **BAJO EN CALORIAS:** 40 calorías (o menos) por porción.

■ **MAGRO-EXTRA MAGRO:** Estos dos términos se emplean para describir el contenido de *grasa* de las carnes, ya sea de res, de ave, o de pescado. El término (1) **MAGRO** significa que el producto tiene menos de 10 gramos de *grasa,* menos de 4 gramos de *grasa saturada,* y menos de 95 miligramos de *colesterol* por porción de carne. (2) **EXTRA-MAGRO** quiere decir que tiene menos de 5 gramos de *grasa,* menos de 2 gramos de *grasa saturada,* y menos de 95 miligramos de *colesterol* por porción.

■ **ALTO:** Este término es utilizado para señalar que el producto contiene 20% (o más) de los valores diarios recomendados para un elemento nutritivo en particular.

■ **BUENA FUENTE DE:** Este término significa que una sola porción de ese producto contiene entre el 10% y el 19% de los valores diarios recomendados para un elemento nutritivo en particular.

■ **REDUCIDO:** Esta palabra se emplea cuando el producto en cuestión ha sido alterado nutricionalmente; es decir, contiene un 25% menos de un elemento nutritivo en particular, o 25% menos de calorías que el producto regular.

■ **MENOS / POCO:** Estos términos se emplean para señalar que un producto contiene 25% menos de un elemento nutritivo en específico, o 25% menos calorías que el producto regular.

■ **LIGERO:** Este término puede significar dos cosas: (1) Que se trata de un producto que contiene un tercio menos de calorías o la mitad de la *grasa* que el producto regular. (2) Que el contenido de *sodio* de un alimento ya bajo en *sodio,* o en calorías, o en *grasa,* ha sido reducido a un 50%. (El término **LIGERO EN SODIO** también significa lo mismo).

■ **MAS:** El uso de este término significa que una sola porción de este producto –independientemente de si ha sido alterado nutricionalmente o no– contiene aunque sea el 10% de los valores diarios recomendados para un elemento nutritivo en específico.

riamente deben provenir de las *proteínas.* Este es el mismo nivel de *proteínas* promedio que es recomendado para todas las personas. Sin embargo, si el paciente diabético desarrolla enfermedades renales, un consumo de proteínas máximo de 0.8 gramos por kilogramo de peso en el día es lo adecuado. Esto equivale a calcular 43 gramos de *proteínas* diarios para una persona con un peso de 30 kilos (aproximadamente); 54 para una persona de 70 kilos; y 65 gramos para una persona de 85 kilos.

- **GRASA:** Cada paciente diabético deberá consultar con su médico y especialista en Nutrición para determinar el porcentaje exacto de *grasas* que puede incluir en su plan de alimentación. Estas cantidades dependerán básicamente de su peso, de los niveles de *lípidos* y de *glucosa* en la sangre que se necesitan mantener, así como del estado de su salud en general.

  No obstante, independientemente de las especificaciones individuales, en ningún caso más del 30% de las calorías consumidas diariamente deben provenir de las *grasas.* Entre éstas, nunca más del 10% deben provenir de *grasas saturadas* (de origen animal). A la hora de controlar el consumo de *grasas* los pacientes diabéticos también deben tener especialmente en cuenta que la digestión de las *grasas* hace más lenta la absorción de los *azúcares;* además, las *grasas* aumentan el peso y los niveles de *colesterol* en el organismo, dos factores que elevan significativamente los riesgos del diabético a desarrollar las enfermedades cardiovasculares, a las cuales ya los pacientes diabéticos son –por naturaleza– mucho más propensos.
- **COLESTEROL:** Los especialistas recomiendan a los diabéticos mantener su consumo de alimentos ricos en *colesterol* por debajo de los 300 miligramos diarios. Aunque éste es un requerimiento válido para todas las personas, los diabéticos deben ser especialmente cuidadosos al cumplirlo, debido al riesgo más elevado que presentan para desarrollar las enfermedades cardiovasculares.
- **FIBRAS:** El consumo diario de *fibras* recomendado para los diabéticos es el mismo que se le sugiere a la población general; es decir, entre 20 y 35 gramos de *fibras,* diariamente, los cuales pueden obtenerse de una amplia variedad de alimentos altos en ellas (como son los vegetales y las frutas).
- **SODIO:** Muchos especialistas recomiendan limitar el consumo de *sodio* en los diabéticos a no más de 2,400 a 3,000 miligramos diarios. Para aquéllos que presenten una ligera o moderada presión arterial

alta *(hipertensión),* el consumo de 2,400 miligramos diarios (o menos) será lo adecuado.

- **AZUCARES:** El *azúcar* (o los alimentos que contienen *azúcar)* necesitan ser sustituidos por otros alimentos en el plan de alimentación de un diabético. Tenga en mente que muchos alimentos que contienen *azúcar* también pueden incluir niveles de *grasa* mucho más elevados que los permitidos al paciente que sufre de *diabetes.*

  En cuanto al mito de que el *azúcar de la fruta* (o **fructuosa**) ofrece ventajas sobre la **sucrosa** (o *azúcar de mesa),* la evidencia científica muestra que no es así.

- **ENDULZANTES NO NUTRITIVOS:** Los *endulzantes no nutritivos* (como el *aspartame,* la *sacarina,* y la *acesulfame-K)* están permitidos en la dieta de la persona que sufre de *diabetes,* siempre que hayan sido aprobados por las autoridades de salud del país donde reside.

CAPITULO 9

¿ES DIABETICO Y SUFRE DE HIPERTENSION? ¡CONTROLELA!

La **hipertensión** es una condición en extremo peligrosa, ya que es un factor causante de las enfermedades cardiovasculares, así como de infartos y ataques cardíacos. Pero si la persona hipertensa es diabética, los peligros son aún mayores. ¿Cómo puede el diabético controlar la *hipertensión*... por medios naturales y con medicamentos?

Si usted se encuentra en un grupo integrado por tres personas que sufren de diabetes, lo más probable es que dos presenten niveles elevados de la *presión arterial:*

- Las estadísticas –a nivel internacional– muestran que las probabilidades de desarrollar la *hipertensión* son dos veces más altas entre las personas que padecen de *diabetes* (o inclusive en aquéllas que sólo presentan niveles más elevados de *glucosa* en la sangre; es decir, que se hallan en niveles limítrofes con la *diabetes).*
- No obstante, otros factores (como la edad y el origen étnico) también contribuyen al desarrollo de esta condición médica.

Sin embargo, si usted sufre de *diabetes* y el médico le ha diagnosticado que también está afectado por la *hipertensión,* en la actualidad no se trata de una situación crítica, que pueda poner en peligro su salud, porque la Medicina ha identificado numerosas formas de controlarla (además de

¿QUE ES LA HIPERTENSION?

La *presión arterial* es la medida de la fuerza que ejerce el torrente sanguíneo sobre las paredes de las arterias, al circular por todo el cuerpo. Si usted padece de la *presión arterial elevada,* sus arterias resisten el flujo natural de la sangre, forzando al corazón a trabajar más activamente de lo normal para que la sangre se mantenga circulando por todo el cuerpo.

La *presión arterial* se mide mediante dos cifras; por ejemplo: **120 / 70**:

- El *numerador* representa la **presión sistólica**, que mide la presión más alta que se registra en las arterias en el momento en que el corazón se contrae y expulsa la sangre de sus cámaras.
- El *denominador* representa la **presión diastólica**, que mide la presión en las arterias en el momento en que el corazón se relaja y permite la entrada de la sangre en el órgano.

La *hipertensión* es una condición que afecta al cuerpo en relación directa al nivel de la *presión arterial;* es decir:

- El riesgo a sufrir un *infarto cardíaco,* a desarrollar *trastornos coronarios,* y a manifestar complicaciones en los riñones y en la vista, aumenta a medida que sea más elevado el nivel de la *presión arterial.*

Los especialistas recomiendan que los adultos mantengan el nivel de su presión arterial en menos de **130 / 85**.

Las estadísticas también demuestran que la *diabetes,* la edad, y hasta la raza (en la raza negra la condición es más frecuente), son factores importantes que contribuyen a agravar el nivel de la *presión arterial.* No obstante, las agencias de salud internacional han desarrollado una serie de recomendaciones que pueden ayudar a evitar el desarrollo de la *hipertensión,* o –por lo menos– a reducir su impacto.

prevenirla), desarrollando una amplia variedad de medicamentos que permite mantener bajo control la *presión arterial* elevada. Es decir, el paciente diabético puede adoptar una serie de medidas para minimizar en su cuerpo los efectos negativos de la *hipertensión,* y para evitar las complicaciones que pudieran manifestarse si no recibe el tratamiento médico apropiado. En un estudio reciente, se comprobó que:

- Las personas diabéticas que logran controlar su *presión arterial* y mantenerla dentro de niveles normales reducen en forma significativa la incidencia de infartos y ataques cardíacos.

¿Qué puede hacer para controlar la *hipertensión* y evitar que se presenten complicaciones con la diabetes...? Considere las recomendaciones que le ofrecemos a continuación.

1
EL SODIO ES NECESARIO, PERO CON MODERACION

El **sodio** es un mineral que se encuentra en forma natural en muchos de los alimentos que consumimos diariamente. El cuerpo humano necesita aproximadamente unos 500 miligramos de *sodio* todos los días para funcionar debidamente, ya que el mineral regula el volumen de fluidos que retienen los tejidos del cuerpo, y –consecuentemente– el nivel de la *presión arterial.*

Entre los productos de consumo diario que contienen cantidades significativas de *sodio* se encuentran:

- La sal común (o cloruro de sodio). El *sodio* representa el 40% del peso de la sal común.
- Los alimentos procesados. Los embutidos (como el chorizo, el lomo, etc.) contienen una gran cantidad de *sodio.*
- Las comidas de preparación rápida. Una gran proporción de las comidas de preparación rápida tienen un alto contenido de *sodio.* Entre estas comidas encontramos una variedad de alimentos enlatados, sopas instantáneas, cereales de cocción instantánea, muchos alimentos pre-cocinados y envasados, y todos los envases de arroz que incluyen un sobre con "condimentos".
- Los alimentos preservados con productos químicos. Entre éstos se

encuentran el lacón, el jamón ahumado, y las verduras encurtidas.
- Otros productos para hornear (polvo de hornear), zumos de tomate y de vegetales, y algunos refrescos carbonatados.

Como sugiere la lista anterior, el *sodio* se esconde en muchos de los alimentos que consumimos todos los días, y debido a ello, es muy fácil exceder el consumo límite que recomiendan los especialistas en Nutrición. El exceso en el consumo de *sodio* propicia la retención de los líquidos en el cuerpo y tiende a elevar peligrosamente la *presión arterial.*

Si usted es diabético... ¿consume más sodio del que debiera? Si responde afirmativamente a las siguientes preguntas, probablemente su consumo de *sodio* es excesivo en estos momentos, y debe considerar modificar su dieta diaria para reducir el nivel de la *presión arterial:*

- ¿Consume habitualmente alimentos ya preparados, o de cocción rápida?
- ¿Prefiere los alimentos salados?
- ¿Le añade aún más sal a las comidas, después de servirse una porción?

¿Cómo puede reducir el consumo del sodio? Es muy fácil reducir el consumo del *sodio.* Por ejemplo: la preferencia por las comidas muy saladas es un hábito que la persona llega a desarrollar con el tiempo. En la misma forma, es posible acostumbrarse a ingerir alimentos con menos sal.

No obstante, si usted consume una gran cantidad de *sodio* todos los días, posiblemente le sea más fácil ir reduciendo el consumo gradualmente. Siga las recomendaciones a continuación para efectuar paulatinamente los cambios en su dieta... ¡evitará posibles complicaciones de su *diabetes!*

- Elimine el salero en la mesa de comer. ¿Para qué mantener esa tentación en la mesa, si está consciente del daño que le puede ocasionar el exceso de sal...?
- Reemplace la sal en las comidas con otros condimentos, como pueden ser el ajo, la cebolla, y diferentes especias; no contienen *sodio,* pero le proporcionan un sabor excelente a los alimentos.
- Aprenda a leer las etiquetas de los productos enlatados, congelados,

etc. Muchas de las compañías que preparan estos productos para la venta comercial, especifican en las etiquetas las cantidades de los diferentes elementos que han incorporado al alimento, y entre ellos se halla el *sodio,* desde luego. Aproveche esta información para moderar su consumo del *sodio.*

- Prefiera ingerir frutas, vegetales, y carnes frescas que no han sido tratadas con suplementos químicos (empleados muchas veces para prolongar su período de conservación).
- Use sustitutos de la sal común en la mesa de comer.

2
APRENDA A RELAJARSE Y A CONTROLAR EL ESTRES AL QUE PUEDA ESTAR SOMETIDO...

Una de las mejores formas para que la persona que sufre de *diabetes* pueda prevenir el desarrollo de la *hipertensión* y minimizar su impacto consiste en adoptar diferentes técnicas de relajamiento que realmente sean efectivas para controlar el *estrés.* Diversos estudios médicos demuestran que el diabético puede reducir su *presión arterial* recurriendo a técnicas tradicionales de relajamiento, las cuales sólo requieren unos 20 minutos, dos veces al día.

Los especialistas recomiendan seguir los siguientes pasos:

- Tómese un baño de inmersión, tibio; descanse en la bañera por unos 10 ó 15 minutos.
- Dedique 30 minutos a leer un libro o una revista; no permita interrupciones durante esos momentos.
- El escuchar música suave o clásica es un método igualmente efectivo para relajarse progresivamente.
- Implemente las técnicas del yoga.
- Aumente sus relaciones sociales con personas positivas, optimistas, y con las que comparta intereses mutuos. La actividad social agradable ayuda a controlar el *estrés.*

3
INCREMENTE EL NIVEL DE LA ACTIVIDAD FISICA QUE REALIZA DIARIAMENTE...

La gran mayoría de los especialistas consideran que un programa de ejer-

SU PRESION ARTERIAL: ¿SE ENCUENTRA BAJO CONTROL?

Suponiendo que usted adopte todas las recomendaciones que le ofrecemos en este capítulo, ¿cómo puede determinar si ha logrado controlar su *presión arterial?*

- Puede visitar a su médico con determinada frecuencia para que le mida la *presión arterial,* desde luego; sin embargo, la experiencia demuestra que esto no siempre es posible, además de que siempre existe la posibilidad de que la lectura se altere debido a la ansiedad que por lo general provoca la visita al médico.
- Es importante tomar en consideración que si la *presión arterial* no es medida con frecuencia, se pueden ignorar los cambios que se presenten ante determinados estímulos externos (situaciones que causen ansiedad, estrés, ira, etc.).

Por ello, la mejor forma de comprobar las variaciones en la *presión arterial* es recurrir a su propio equipo, lo cual le permitirá medirla con frecuencia y en diferentes momentos del día. En la actualidad estos equipos están al alcance de todos los presupuestos, e inclusive pueden ser adquiridos en las farmacias locales.

Una vez que disponga de su equipo para medir la *presión arterial,* establezca una rutina para su lectura:

- Mídasela varias veces al día durante las primeras dos semanas de iniciar el registro; una vez al día después, aunque siempre a diferentes horas.
- Anote las lecturas obtenidas en una libreta, y preséntelas a su médico cuando lo vuelva a consultar. De acuerdo con los resultados, el especialista podrá establecer el mejor plan para controlar la hipertensión.

cicios físicos moderados es un factor muy importante para reducir la *hipertensión* y para controlar la *diabetes* que frecuentemente la acompaña. Por supuesto, antes de adoptar el régimen de ejercicios, consulte el estado de su salud personal con su médico para establecer el nivel de actividad física más apropiada en su caso específico. Asegúrese de que sea capaz de disfrutar la actividad física que elija, y que pueda mantenerla a largo plazo.

Todas las personas pueden incrementar su nivel de actividad física, y las investigaciones demuestran que los beneficios para la salud son substanciales. A continuación, sugerencias con respecto a las actividades en las que puede involucrarse para mejorar el estado de su salud (si es diabético y sufre de *hipertensión*):

- Camine –a paso moderado, pero constante– una distancia que no le provoque dificultad física.
- Si tiene acceso a una piscina, nade por unos 15 minutos. La natación es un ejercicio aeróbico muy efectivo debido a que el agua amortigua el *estrés* al que el cuerpo es sometido durante la actividad física.
- Si tiene una bicicleta, practique el ciclismo.
- Al visitar el mercado, estacione su vehículo lo más lejos posible del establecimiento; esto le hará caminar más.
- Si usa transporte público para ir a su trabajo, bájese una o dos paradas anteriores a su destino... para caminar más.
- No use el ascensor; prefiera las escaleras.
- ¡Baile! La actividad física también puede ser muy divertida...

4
MANTENGA SU PESO LO MAS PROXIMO AL PESO IDEAL QUE INDICAN LAS TABLAS MEDICAS...

El sobrepeso es un factor determinante en el desarrollo de la *hipertensión* y la *diabetes*. En muchas ocasiones, si usted pesa más de lo que recomiendan los médicos (de acuerdo al *peso ideal* que sugieren las tablas, tomando en consideración su estatura, edad, y constitución física), es fundamental bajar de peso para controlar los niveles de su *presión arterial*. No obstante, antes de adoptar una dieta para rebajar de peso, consulte primeramente la situación con su médico, quien le puede diseñar un plan que tome en consideración su estado físico actual, prestando especial

¿COMO TRATAR LA HIPERTENSION?

Con medicamentos. En muchos casos, llevar a la práctica cambios en el estilo de vida (como los mencionados en este capítulo) no son medidas suficientes para que la persona diabética pueda lograr el control de la *hipertensión.* En esos casos, el especialista puede recetar una variedad de medicamentos, según su caso específico.

Los *medicamentos anti-hipertensivos* más importantes en la actualidad son:

■ **Los diuréticos** (*furosemida,* por ejemplo). Estos medicamentos de bajo costo facilitan la eliminación de los fluidos en el cuerpo, y por lo tanto logran reducir la *presión arterial.* No obstante, los *diuréticos* pueden provocar efectos secundarios negativos en algunas personas: desde un deterioro en la *diabetes* que pueda padecer el individuo, hasta elevar peligrosamente el nivel de *lípidos* (grasas) en la sangre; algunos llegan a afectar el funcionamiento sexual.

■ **Los beta-bloqueadores** *(atenolol, metaprolol, propranolol).* Los *beta-bloqueadores* son los medicamentos de bajo costo más empleados en la actualidad para tratar la *hipertensión* (excepto en el caso de las personas que sufren de *diabetes,* ya que los efectos secundarios de estas medicinas pueden agravar fácilmente la condición diabética).

■ **Los inhibidores ACE** *(captopril, lisinopril).* Los especialistas prescriben estos medicamentos a las personas que sufren de *diabetes,* ya que previenen (o retardan) el desarrollo de las complicaciones renales asociadas con esta enfermedad.

■ **ANGIOTENSINA II** *(losartan).* Hasta el presente, no hay estudios a largo plazo de estos medicamentos, pero se ha comprobado inicialmente que producen menos efectos secundarios y que bajan el nivel de *proteínas* en la sangre.

atención a su estado de salud. Por lo general, una dieta baja en grasa y con un bajo contenido de azúcar, permite alcanzar las metas que se desean... pero es fundamental limitar el tamaño de las porciones de alimentos que se consumen.

5
LIMITE SU CONSUMO DE ALCOHOL

Las personas que padecen de *diabetes* deben moderar considerablemente su consumo de alcohol. El alcohol puede provocar –además de la *hipertensión*– un descenso en el nivel de azúcar en la sangre; además, contribuye al desarrollo de las *neuropatías* (daño a los nervios), a la obesidad, y a una elevación en los niveles de los *triglicéridos*. Recomendación:

- Nunca consuma más de 2 medidas de alcohol, una o dos veces a la semana (la medida de alcohol se define como 150 mililitros de vino, ó 360 mililitros de cerveza, ó 45 mililitros de bebidas alcohólicas).
- Si consume alcohol, siempre ingiera algún alimento a la misma vez para evitar un peligroso descenso en el nivel de azúcar en la sangre.

6
NO FUME

La *nicotina* en el cigarrillo o el tabaco contrae los vasos sanguíneos, lo que obliga al corazón a bombear la sangre con más fuerza para mantener su flujo normal; como consecuencia, la *presión arterial* se eleva a niveles más altos de los que se consideran normales. Es muy importante, por lo tanto, que:

- Las personas que padecen de *diabetes* dejen de fumar o de usar los derivados del tabaco.
- Si fuma, consulte su situación con su médico para que le recomiende programas especiales (e inclusive medicamentos) que permiten abandonar paulatinamente este nocivo hábito.

CAPITULO 10

CUANDO LA DIABETES CAUSA LA IMPOTENCIA SEXUAL EN EL HOMBRE... ¿HAY CURA?

Muchos hombres que sufren de *diabetes,* más tarde o más temprano llegan a desarrollar la **impotencia sexual**: no logran alcanzar la erección adecuada, aunque la capacidad para lograr el clímax durante el acto sexual, y eyacular, pocas veces se afectan. De ahí que la impotencia en el diabético pueda ser mal interpretada... Y, desde luego, esta condición se agrava por factores sicológicos, lo que hace que los episodios de impotencia sean cada vez más frecuentes en el paciente diabético, debido a la presencia de la ansiedad, actitudes negativas hacia el sexo, y a una disminucion (o ausencia) de auto-estimación y confianza en sí mismo.

Es por ello que se hace necesario el conocimiento científico de las causas que originan la llamada **impotencia sexual diabética** en el hombre, así como el dominio de los tratamientos más recientes que se han desarrollado para controlarla. Debe tenerse bien presente el hecho de que la *diabetes* es el trastorno endocrino que con mayor frecuencia se asocia a la impotencia sexual masculina. Entre las causas orgánicas (o no sicológicas) de la impotencia sexual en el hombre, la *diabetes* ocupa el primer lugar. Es más, análisis estadísticos recientes revelan que:

- Aproximadamente el 15% de todos los hombres que padecen de *diabetes* se vuelven impotentes (o desarrollan deficiencias sexuales que conducen a la *impotencia)* a partir de los 30 años de edad.

- Esta cifra llega a cuadruplicarse a medida que el hombre avanza en edad.
- Y a los 60 años, se estima que aproximadamente el 60% de los diabéticos sufren de *impotencia sexual.*

¿CUALES SON LAS CAUSAS DE LA IMPOTENCIA DIABETICA?

Muchos especialistas consideran que la causa de la *impotencia sexual diabética* es de naturaleza orgánica:

- La *diabetes* acelera la obstrucción progresiva de las arterias del cuerpo cavernoso del pene, las cuales tienen la función de suplir la sangre necesaria para que el pene desarrolle su capacidad de erección.
- También se estima que la *diabetes* afecta la capacidad de los nervios del aparato reproductor masculino para trasmitir la información vital al cerebro a fin de que se produzca la erección.

Se trata de una situación grave, y la elección del tratamiento más adecuado depende no sólo de la causa de la condición, sino también de los riesgos relativos de la terapia a la que el paciente sea sometido, a su edad, así como a sus deseos.

EL TRATAMIENTO POR MEDIO DE MEDICAMENTOS

El observar una dieta adecuada, y un tratamiento a base de medicamentos apropiados, muchas veces permiten revertir la *impotencia sexual* que se manifiesta en el diabético, especialmente en los diabéticos jóvenes. Sin embargo, por regla general los pacientes de mayor edad no responden positivamente a este tipo de tratamiento. También es preciso tomar en consideración los siguientes factores:

- Ciertos medicamentos disminuyen la capacidad de erección en algunos diabéticos, por lo que en estos casos debe disminuirse la dosis o recurrir a medicamentos alternos.
- El dejar de fumar, y el reducir o suprimir la ingestión de bebidas alcohólicas también redunda en beneficio del paciente que sufre de la

impotencia sexual diabética, así como el iniciar un programa de reducción de peso (siempre bajo la supervisión del médico).

En todo caso, la terapia sexual y la orientación sicológica pueden ayudar a disminuir la ansiedad que experimenta el paciente diabético al comprobar que su potencia sexual se ve afectada, además de que permiten resolver los problemas conyugales que se hayan podido presentar, e inclusive modificar actitudes erróneas relacionadas con la actividad sexual.

De igual manera, este tratamiento complementario al empleo de medicamentos contribuye a mejorar la auto-estimación del paciente diabético, lo cual influye definitivamente en su comportamiento sexual. Sin embargo, en pacientes de edad ya avanzada, con una *impotencia sexual* predominantemente orgánica (causada por la *diabetes),* la sicoterapia y la terapia sexual no brindan resultados tan satisfactorios como los que se logran en el caso de pacientes más jóvenes.

LA ERECCION INDUCIDA

Los pacientes que aún pueden lograr una tumescencia de forma natural en el pene –aunque la misma sea sólo parcial– pueden beneficiarse con el uso de un elemento auxiliar para alcanzar la erección:

- Se trata de un instrumento capaz de crear un vacío externo alrededor del pene, el cual permite un mayor flujo sanguíneo en el cuerpo cavernoso, provocando de esta manera la erección.

Sin embargo, este instrumento no es efectivo en aquellos pacientes que son incapaces de aumentar el tamaño del pene en forma natural.

Este auxiliar sexual es empleado con frecuencia en los casos de pacientes que rehusan someterse a inyecciones en el cuerpo cavernoso del pene o a intervenciones quirúrgicas. También es utilizado como auxiliar temporal para tratar una situación de *impotencia sexual* de origen sicológico, o en aquellos pacientes que estén considerando someterse a una operación de implante de pene.

EL TRATAMIENTO MEDIANTE INYECCIONES

La auto-administración de inyecciones en el cuerpo cavernoso del pene

LA DIABETES ES LA PRINCIPAL CAUSA FISICA DE LA IMPOTENCIA SEXUAL EN EL HOMBRE

La **diabetes mellitus** –como hemos considerado en diferentes capítulos de este libro– es una enfermedad crónica del metabolismo, la cual se caracteriza por la incapacidad del cuerpo para producir suficiente *insulina* para procesar eficientemente los *carbohidratos,* las *grasas,* y las *proteínas* en los alimentos que se ingieren (la *insulina* es una hormona elaborada por el páncreas, que ayuda a regular el nivel de *azúcar* en la sangre y a producir energía). Las células del organismo necesitan la *insulina* para convertir los alimentos en sustancias químicas que el cuerpo puede usar. Y entre las muchas complicaciones que puede presentar la *diabetes* se encuentra la **impotencia sexual**, debida a los trastornos cardiovasculares que llega a desarrollar el paciente.

La *diabetes* es una enfermedad que hasta el presente se considera incurable. No obstante, sus síntomas y el proceso de la condición pueden ser controlados mediante un tratamiento riguroso. Es más, muchas personas que padecen de *diabetes* pueden llegar a tener una vida completamente normal si observan ciertas restricciones en su alimentación y hacen modificaciones en su estilo habitual de vida.

requiere de una gran motivación por parte del paciente, conocer a la perfección cómo llevar a cabo el tratamiento, y seguir con mucho cuidado las medidas profilácticas que sean recomendadas por el especialista para evitar el posible desarrollo de infecciones. Este tratamiento no es recomendable a pacientes que presenten trastornos mentales o una personalidad sicopática.

Los pacientes que se inyectan por sí mismos deben seguir al pie de la letra las instrucciones del médico y asistir al consultorio regularmente. El

El tratamiento médico para la *impotencia sexual orgánica* causada por la *diabetes* consiste en tomar las siguientes medidas fundamentales:

- En primer lugar, mejorar el control de la enfermedad, de acuerdo con las recomendaciones de un especialista (endocrinólogo especializado en el tratamiento de la *diabetes).*
- Incorporar cambios en el estilo de vida; es decir, dejar de fumar, limitar el consumo de alcohol, observar una dieta debidamente balanceada (de acuerdo con las recomendaciones del especialista), hacer ejercicios físicos, y perder peso.
- Utilizar medicamentos que combaten directamente la *impotencia sexual.*
- Ajustar la terapia de algunos medicamentos que puedan estar asociados con la *impotencia sexual.*

En cuanto a la *impotencia sexual* que es producida por problemas sicológicos asociados a la *diabetes,* el tratamiento debe consistir en la terapia sexual y la sicoterapia.

Si el tratamiento médico para la impotencia sexual orgánicano resulta positiva, será necesario recurrir entonces a otros métodos... y en este sentido hay varios que pueden resultar efectivos: utilización de aparatos que producen erecciones al crear un vacío externo alrededor del pene, inyecciones intracavernosas de medicamentos, e implantación de prótesis en el pene. De acuerdo con las estadísticas a nivel internacional, las probabilidades de éxito de estos implantes es de un 90% en los hombres cuyas edades oscilan entre los 41 y los 60 años.

tratamiento de inyecciones en el cuerpo cavernoso no es aplicable a todos los casos de *impotencia sexual diabética,* así que un especialista debe autorizar el mismo. Con frecuencia, los resultados de esta terapia por inyecciones son poco satisfactorios, ya que la calidad de la erección tiende a disminuir luego de un tiempo determinado.

Esta técnica además tiene en su contra que con frecuencia inhibe la realización espontánea del sexo; también puede resultar desagradable a la pareja sexual. Algunos pacientes temen a las posibles complicaciones que se pueden presentar como consecuencia del tratamiento o simplemente sienten fobia ante la aguja de la jeringuilla. Igualmente, entre las posibles complicaciones se incluyen el *priapismo* (o erección sostenida por un período largo de tiempo... a veces hasta por cuatro horas).

LA INTERVENCION QUIRURGICA

La cirugía para los pacientes de *impotencia sexual diabética* por lo general puede ser de tres tipos:

- Revascularización de las arterias del pene.
- Ligadura de las venas del pene.
- Inserción de una prótesis en el pene.

En el caso de pacientes diabéticos, la primera forma de intervención quirúrgica es raramente recomendada. Las propias características de la enfermedad hacen poco apropiada una cirugía reconstructiva de los tejidos vasculares. En el caso de que el paciente tenga que someterse a la ligadura de las venas del pene (el segundo método), es posible que los resultados sean sólo temporales, ya que el deterioro del flujo arterial en el cuerpo cavernoso traerá como consecuencia una recurrencia de la *impotencia.* Afortunadamente, en estos casos puede recurrirse a otros tratamientos, como las inyecciones intracavernosas, el empleo de una bomba exterior al vacío, o realizarse la implantación de una prótesis en el pene (la tercera alternativa a considerar por el especialista).

LA PROTESIS O IMPLANTES DEL PENE

Las estadísticas muestran que entre el 30% y el 40% de los pacientes que se someten a la implantación de una prótesis en el pene son diabéticos. La prótesis –que se implanta en el interior del pene, en la zona de los cuerpos cavernosos– no es visible. Además, tiene la ventaja de que el paciente puede activarla cuando lo desee. El paciente que desee someterse a este tipo de operación debe poseer una energía sexual adecuada para su edad, tener la capacidad de alcanzar el clímax sexual, eyacular normalmente, y presentar sensibilidad en el pene.

Se considera que:

- En su conjunto, las probabilidades de éxito en las operaciones de implante de prótesis en el pene es de un 90% para los pacientes diabéticos de todas las edades.
- Las posibilidades de infección no superan en general al 2%, y los pacientes diabéticos no parecen tener más posibilidades de sufrir de estas infecciones que los pacientes en general (siempre que se cumplan los tratamientos adecuados de administración de antibióticos durante todo el proceso quirúrgico).

Muchos médicos reconocen que, de todos sus pacientes, los diabéticos son quienes se muestran más satisfechos después de recibir un implante en el pene.

EL TRATAMIENTO SICOLOGICO

Los pacientes diabéticos que sufren de *impotencia sexual* en la cual están involucradas causas sicogenéticas pueden beneficiarse con un tratamiento sicoterapéutico, incluso en los casos en que también estén presentes –en algún grado– las causas orgánicas de la condición. Esto incluye pacientes diabéticos afectados por problemas conyugales, el abuso de drogas y alcohol, desórdenes de la personalidad, hipocondria, o una historia clínica de trastornos siquiátricos.

En la actualidad los especialistas coinciden en que un paciente con problemas sexuales y de *impotencia* debe ser evaluado sicológicamente para determinar si su padecimiento obedece o no a causas orgánicas. De igual manera, los médicos están conscientes de que:

- Pueden presentarse casos de diabéticos cuyos problemas de *impotencia sexual* no obedezcan a causas orgánicas, sino a un elevado estado de ansiedad, depresión, y a otros trastornos emocionales.
- Se considera que hasta un 72% de los diabéticos con impotencia sicogenética (causada por problemas sicológicos) puede responder de forma adecuada al tratamiento sicológico.

¿COMO DETERMINAR CUAL ES LA CURA ADECUADA?

Nunca como en nuestros días habían existido posibilidades tan diversas de tratar la *impotencia sexual* en el paciente diabético. Los diferentes tratamientos para la *impotencia diabética* no son sólo alternativas viables, sino también terapias específicas para cada caso determinado. Es por ello que se hace imprescindible la consulta con el especialista; sólo él podrá decidir cuál es el mejor tratamiento a seguir, de acuerdo con el estado de salud personal del paciente.

CAPITULO 11

TRASPLANTES DE PANCREAS PARA LOS DIABETICOS: ¿POR QUE ESPERAR TANTO PARA REALIZARLOS?

Los *trasplantes de páncreas* (y *trasplantes de páncreas y riñones)* constituyen hoy una alternativa para los pacientes severamente afectados por la *diabetes.* Muchos logran con este tratamiento liberarse de las inyecciones diarias de *insulina* y de las muchas restricciones en los alimentos que ingieren. Sin embargo... ¿es ésta la mejor alternativa?

Durante diecisiete años, **María V.** vivió controlando su *diabetes* mediante inyecciones diarias de *insulina.* Hoy, tres años después de haber sido sometida a un doble trasplante (de páncreas y riñón), no tiene que observar limitación alguna en su dieta, sus niveles de *glucosa* en la sangre se han normalizado completamente, y nunca más ha vuelto a necesitar las inyecciones de *insulina.* Sin embargo, a pesar de este maravilloso resultado, liberar a María de la penosa tarea de tener que controlar su *diabetes* con inyecciones diarias no fue precisamente el objetivo principal del equipo de especialistas que la sometió al trasplante. Después de tantos años de sufrir los embates de la *diabetes,* sus riñones habían comenzado a fallar y las *diálisis* se hicieron necesarias. El riñón donado fue, en realidad, lo fundamental en su operación; el nuevo páncreas tuvo sólo un papel de soporte, aunque es gracias a él que María hoy disfruta de una vida sin preocupaciones por la *insulina* ni las restricciones dietéticas.

Si a María se le hubiera practicado un *trasplante de páncreas* diecisiete años atrás (o hasta hace diez años), es muy probable que sus riñones no se hubieran deteriorado ni hubieran llegado a fallar. Quizás tampoco habría perdido su visión a causa de la *retinopatía diabética*... lo cual le ocurrió un año antes de someterse a la operación. Ante este tipo de situación, la pregunta es evidente:

- Si los *trasplantes de páncreas* pueden contribuir a evitar las devastadoras consecuencias que a largo plazo puede tener la *diabetes,* ¿por qué no son realizados en una etapa más temprana de la enfermedad... antes de que la condición llegue a destruir otros órganos?

¡HAY QUE PESAR LOS RIESGOS CONTRA LOS BENEFICIOS!

En la actualidad el *trasplante de páncreas* ha dejado de ser una operación experimental. La primera operación de este tipo se realizó en el año 1966 y, desde entonces a la fecha, más de 4,000 *trasplantes de páncreas* (solos, o combinados con un trasplante de riñón) han sido realizados solamente en los Estados Unidos; a nivel mundial la **Organización Mundial de la Salud** estima que se han hecho más de 20,000 trasplantes de este tipo.

- "Los especialistas han desarrollado una sólida experiencia en la realización de los *trasplantes de páncreas*", explica el **Doctor Paul Robertson**, Director del **Centro de Diabetes de la Universidad de Minnesota** (Estados Unidos), donde todos los años más de 75 pacientes se someten a *trasplantes de páncreas.* "Es la decisión de aplicar este procedimiento quirúrgico lo que sigue siendo motivo de controversia médica. Nosotros, como especialistas, tenemos que justificar cuándo un *trasplante de páncreas* es realmente apropiado... y el término justificable debe considerar igualmente los beneficios para la salud del paciente, y los elevadísimos costos que un tipo de operación como ésta representa".

Los beneficios de un *trasplante de páncreas* son significativos y evidentes en el caso de los diabéticos: normalizar los niveles de *glucosa* en la sangre sin inyecciones diarias de *insulina* ni restricciones dietéticas, un logro que puede mantenerse por varios años (en algunos pacientes los niveles de *glucosa* en la sangre continúan permaneciendo normales por más de diez años después de realizado el trasplante), una meta que no puede conseguirse mediante ningún otro método de tratamiento, ni siquiera con una terapia intensiva a base de *insulina.*

- "Teóricamente, si los *trasplantes de páncreas* fueran hechos inmediatamente después de que el paciente recibe el diagnóstico de que padece de *diabetes,* al restaurarse el proceso normal de regulación de la *glucosa,* se pudieran prevenir las complicaciones que a largo plazo presenta esta enfermedad", señala el **Doctor Francisco Escobar**, Director Quirúrgico del **Programa de Trasplantes de Páncreas del Hospital Henry Ford** (en Detroit, Michigan; Estados Unidos). "Sin embargo, para decidir someter a un paciente a un trasplante de este tipo, es imprescindible tomar en consideración cuáles son los beneficios de no tener que recibir más inyecciones de *insulina* y neutralizar las complicaciones de la *diabetes,* y compararlos asimismo con los riesgos que implica la cirugía de trasplante y la supresión de los procesos inmunológicos del cuerpo, para evitar que el órgano trasplantado sea rechazado. Si los riesgos de la supresión inmunológica fueran menores que los riesgos de la *diabetes* en sí, entonces todos los especialistas estarían de acuerdo en que cada diabético debería someterse a un *trasplante de páncreas* inmediatamente después del diagnóstico. Sin embargo, en la mayoría de los casos, no es esto lo que sucede".
- Efectivamente, aunque el organismo de un paciente pueda necesitar desesperadamente un nuevo órgano, el cuerpo no siempre lo acepta; es decir, en muchos casos lo llega a rechazar naturalmente. Es por ello que inmediatamente después de que la persona recibe el trasplante de un órgano, el sistema inmunológico de su cuerpo trata de destruir el órgano extraño recibido (el proceso de rechazo). Para detener ese rechazo y proteger el nuevo órgano trasplantado, los pacientes sometidos a este tipo de operación quirúrgica deben tomar medicamentos que son capaces de suprimir la actividad del sistema inmunológico. Y a pesar de que estos medicamentos son muy efectivos en la actualidad, los efectos secundarios de debilidad general que producen en el organismo deben ser tomados muy en cuenta. Entre esos efectos colaterales de los medicamentos inmuno-supresores se destacan los siguientes:

- Daños al mismo riñón que se supone deban proteger.
- Hipertensión.

- Náuseas.
- Pérdida de la audición.
- Acné.
- Crecimiento de vello corporal.
- Un conteo bajo de glóbulos blancos y plaquetas.
- Malestares estomacales.
- Ulceras gástricas o duodenales.
- Fatiga y fiebre.

Y, por supuesto, también es preciso mencionar que una vez que se inhibe la actividad del sistema inmunológico, se incrementan considerablemente las posibilidades de que se desarrollen una amplia variedad de infecciones (causadas por bacterias, virus, hongos, etc.) que amenazan la vida del paciente, y que inclusive pueden promover el desarrollo de tumoraciones cancerosas.

A PESAR DE LA TERAPIA INMUNO-SUPRESORA, EL PANCREAS TRASPLANTADO PUEDE SER RECHAZADO

Tomar medicamentos inmuno-supresores y exponerse a todos sus efectos secundarios tampoco constituye una garantía absoluta de que el cuerpo no va a rechazar el órgano trasplantado. Algunos órganos continúan siendo rechazados por el organismo, aun bajo la acción de los efectivos medicamentos inmuno-supresores, y –desafortunadamente– el páncreas es uno de los órganos que por lo general el organismo rechaza con mayor facilidad. Es por ello que el índice de rechazos en los casos de *trasplantes de*

LA PREPARACION PARA EL TRASPLANTE... Y SUS COSTOS

Someterse a un **trasplante de páncreas** exige también un largo y complejo proceso de preparación. Una vez que los riñones del paciente diabético comienzan a fallar, el especialista puede sugerirle la alternativa de someterse al doble *trasplante de riñón y páncreas,* lo cual significa meses de análisis de sangre continuos, pruebas de estrés para el corazón, y numerosos exámenes por medio de rayos X. Finalmente, cuando los resultados de todas las pruebas son aceptables, se considera que el paciente es apto para la siguiente fase de su *tratamiento pre-operatorio:*

- En una reunión con el equipo de especialistas que realizará el trasplante, se le informa de todos los pormenores del procedimiento que se le practicará, los medicamentos inmuno-supresores que deberá tomar, así como todas las altas y bajas que podrán presentarse durante el período de recuperación.
- También los especialistas mencionan los costos de la operación quirúrgica que realizarán: **(1)** Un *trasplante de páncreas* puede costar desde 40,000 hasta más de 100,000 dólares, dependiendo de si un riñón también será trasplantado al mismo tiempo que el páncreas. **(2)** El costo anual de los medicamentos inmuno-supresores es casi siempre superior a los 3,000 dólares... Y aunque la mayoría de las compañías de seguro (a nivel internacional) cubren los costos del *trasplante de riñón* (algunas también cubren el *trasplante de páncreas),* otras tienen la política de cubrir esos costos después de examinar cada caso individualmente y considerar las necesidades reales de la operación. Por lo tanto, el aspecto económico es otro serio obstáculo al que tienen que enfrentarse las personas que padecen de *diabetes* y que necesitan ser sometidos a un *trasplante de páncreas...* aun en aquellas situaciones en las que el procedimiento resulte absolutamente necesario.

páncreas es mucho más elevado que en la de los *trasplantes de riñón:*

- Después de un año de haberse realizado el trasplante, aproximadamente el 76% de los riñones trasplantados aún están funcionando normalmente, lo cual solamente sucede en el 50% de los casos de páncreas trasplantados.

Si el *trasplante de páncreas* no resulta efectivo, entonces el paciente diabético deberá regresar nuevamente a las inyecciones de *insulina.*

Como consecuencia de todos estos riesgos que implica la cirugía de trasplante y la terapia de supresión inmunológica, los *trasplantes de páncreas* únicamente son realizados en situaciones muy especiales, y exclusivamente en centros médicos altamente especializados:

- Sólo el 20% de todos los *trasplantes de páncreas* que se realizan en la **Universidad de Minnesota** (Estados Unidos), por ejemplo, son intervenciones quirúrgicas en las que sólo se trasplanta este órgano, y éstas son realizadas única y exclusivamente cuando la *diabetes* que afecta al paciente es tan difícil de controlar que la calidad de su vida se halla seriamente comprometida.

Por el contrario, muchos *trasplantes del páncreas* se practican conjuntamente con *trasplantes de riñones.* Se estima que aproximadamente el 60% de los pacientes diabéticos en la *Universidad de Minnesota* que se someten al tratamiento de la enfermedad por medio de trasplantes, obtiene un páncreas y un riñón en una misma operación; el otro 20% recibe un páncreas poco tiempo después de haber sido sometido a un trasplante de riñón. Es precisamente el comienzo de las *diálisis* (la eliminación de los desperdicios naturales del torrente sanguíneo por medio de máquinas especiales) y la urgencia de un trasplante de riñón lo que lleva a muchos especialistas a finalmente sugerir el *trasplante de páncreas.*

- "Se considera que las *diálisis* limitan las actividades diarias de hasta el 75% de las personas que sufren de *diabetes* y que presentan un fallo renal... y esto a menudo hace que el nivel de azúcar en la sangre sea muy difícil de controlar", explica el Dr. Escobar. "Como muchos de estos pacientes diabéticos sometidos a *diálisis* deben ser sometidos al trasplante de un riñón, sus médicos entonces sugieren que... ya que van a recibir los medicamentos inmuno-supresores para evitar el rechazo al riñón que va a ser trasplantado... se considere realizar simultáneamente el trasplante de páncreas".

CIRUGIA, RECUPERACION... Y RECHAZO

Cuando María (el ejemplo presentado al inicio de este capítulo) fue trasladada a la sala de cuidados intensivos del hospital, después de haber sido sometida a la cirugía, tenía tres riñones y dos páncreas (sus propios riñones y su páncreas no fueron extirpados). Permaneció durante dos días en esta sala, seguidos de otros diecinueve días en el área del hospital que es exclusiva para los pacientes que reciben trasplantes, donde todo el personal está altamente especializado en la terapia de inmuno-supresión.

"Los médicos me advirtieron repetidamente que la recuperación podría ser difícil y larga... inclusive mencionaron un período de seis meses... y más", explica María. "También me informaron detalladamente acerca de la posibilidad de que se presentara una reacción de rechazo por parte de mi cuerpo, y me explicaron sobre las numerosas pruebas a las que tendría que someterme y el considerable número de medicamentos que debería tomar, observando en todo momento un horario muy estricto de medicación. Igualmente me mencionaron la abundante cantidad de líquidos que debería beber diariamente, y las visitas frecuentes que debería realizar a la clínica durante los primeros meses, después de ser dada de alta. Yo comprendía todas aquellas advertencias... y me había preparado sicológicamente para aceptarlas. Lo que sí me negaba a escuchar... y a aceptar, desde luego... era que, después de pasar por todo este proceso angustiante, mis nuevos órganos recibidos en trasplante pudieran fallar".

La recuperación de María comenzó normalmente. Empezó a tomar los tres medicamentos inmuno-supresores que los especialistas le mencionaron que debería continuar tomando por el resto de su vida, comenzó a caminar por la sala y por los pasillos del hospital, y en breve pudo ingerir alimentos sólidos. Sin embargo, al noveno día después de la operación quirúrgica, experimentó su primer rechazo.

■ "La mayoría de los pacientes atraviesa por un episodio de rechazo durante los primeros meses después de haber recibido el trasplante", asegura el Dr. Escobar. "Por lo general, el paciente de trasplante de riñón permanece en el hospital por espacio de diez días, pero el que ha sido sometido a un *trasplante de páncreas* deberá permanecer hospitalizado entre tres y cuatro semanas. Yo particularmente le advierto a mis pacientes que ésta es una operación muy compleja y difícil, pero que si se observan fielmente todas las indicaciones que se les menciona, notarán una gran diferencia en el estado de su salud dentro de los primeros tres meses después de la operación".

Después del rechazo inicial del cuerpo de María al riñón trasplantado, se la sometió a un medicamento inmuno-supresor relativamente nuevo, dirigido específicamente a combatir el ataque del sistema inmunológico sobre el nuevo órgano. A pesar de ello, una vez que regresó a su casa, sufrió tres episodios más de rechazo: dos a causa de su nuevo riñón, y otro debido a ambos órganos trasplantados (riñón y páncreas). Con cada nuevo episodio de rechazo, se veía precisada a regresar al hospital para recibir hasta catorce días de tratamiento intensivo con medicamentos inmuno-supresores más fuertes.

- "Muchas personas creen, equivocadamente, que una vez que reciben el órgano y que el trasplante es definitivo, ése es el final de todo el proceso", comenta el Dr. Escobar. "En realidad, el cuerpo puede rechazar un órgano varias veces antes de que finalmente llegue a tolerarlo".

Los médicos le informaron a María que temían que su cuerpo volviera a rechazar los órganos trasplantados debido a que no podían garantizarle que los potentes medicamentos inmuno-supresores que recibía resultaran efectivos. "Al escuchar aquellas palabras me sentí terriblemente frustrada... es fácil imaginar las emociones erráticas que surgen en una después de haber sido sometida a procedimientos tan complejos... y largos", recuerda María. "Pero, súbitamente, la situación comenzó a cambiar... Al principio me sentía terriblemente cansada... sin energía para realizar las tareas más sencillas. Después comencé a sentirme mucho mejor... y entonces los médicos redujeron las dosis de algunos medicamentos inmuno-supresores, minimizando sus efectos secundarios".

Desde que se produjo su último episodio de rechazo (el cual ocurrió hace ya poco más de dos años) María no ha vuelto a ser hospitalizada; ahora visita a la clínica de trasplantes sólo seis veces al año para una serie de análisis de sangre que permiten determinar a sus médicos si existe la posibilidad de que se produzca otro rechazo. Hasta el presente todo marcha muy bien; su doble trasplante puede ser considerado exitoso.

LOS CAMBIOS EN LA CALIDAD DE VIDA DESPUES DEL TRASPLANTE

Pocos médicos ponen en duda la significativa mejoría que el paciente alcanza después de someterse a un trasplante exitoso de páncreas; su calidad de vida es superior:

- El 92% de los diabéticos que han sido sometidos a *trasplantes de páncreas* exitosos aseguran que les resultaba más difícil controlar su *diabetes* con inyecciones diarias de *insulina* que adherirse actualmente a un régimen estricto de medicamentos inmuno-supresores, a pesar de todas las reacciones adversas que puedan presentar éstos.
- También los especialistas están de acuerdo con respecto a los beneficios que el *trasplante de páncreas* puede tener sobre los niveles de glucosa de la sangre; naturalmente, tanto los médicos como los pacientes esperan que al poder controlar mejor los niveles de glucosa en la sangre, resulte posible prevenir muchas de las complicaciones a largo plazo que provoca la *diabetes.*
- Asimismo, esperan que les sea posible retardar el progreso de la enfermedad. Sin embargo, aparentemente, no siempre sucede así. Es más, las formas en que el *trasplante de páncreas* consigue prevenir las complicaciones a largo plazo de la *diabetes* continúa siendo motivo de una fuerte controversia médica.

Pero... ¿qué complicaciones de la *diabetes* pueden en realidad ser prevenidas o aminoradas después de un *trasplante de páncreas* y cuáles no? Veamos:

- La *neuropatía periférica.* Los resultados de un número limitado de estudios indican que la *neuropatía periférica* que provoca la *diabetes* (el daño de los nervios y músculos) mejora considerablemente después de un *trasplante de páncreas.* Los músculos y los nervios se fortalecen y funcionan mejor después del trasplante, pero como en realidad a un nervio le toma mucho tiempo regenerarse, el paciente no puede observar una mejoría inmediata en este sentido.

- Las complicaciones renales. Las investigaciones también sugieren que los *trasplantes de páncreas* (o de páncreas y riñón) previenen o retardan la progresión de las deficiencias renales. Algunos estudios realizados indican que los diabéticos que obtienen un *trasplante de páncreas* varios años después de haber recibido un trasplante de riñón presentan menos daños en su nuevo riñón que aquéllos que se sometieron a un trasplante de riñón solamente. En Suecia, por ejemplo, una serie de investigaciones médicas prueban que los pacientes que reciben un *trasplante de páncreas y riñón* al mismo tiempo, no muestran evidencia alguna de enfermedad en el nuevo riñón después de un período que puede oscilar entre dos y cuatro años después de realizada la operación.
- La *retinopatía.* Con la *retinopatía diabética* (enfermedad degenerativa de la retina como consecuencia de la *diabetes)* ocurre algo singular. Un estudio reciente –que siguió durante cinco años a pacientes que recibieron un *trasplante de páncreas*– comprobó que la *retinopatía* continuó empeorándose en todos los casos durante los siguientes tres años a la operación. Sin embargo, en el cuarto y quinto año, la progresión de la *retinopatía* se niveló en aquellos pacientes cuyos trasplantes habían sido exitosos, mientras que se empeoró en aquéllos cuyos trasplantes habían fracasado. Este efecto de empeorar en lugar de mejorar la *retinopatía* se puede observar también en los diabéticos que –debido al empeoramiento de la enfermedad– se ven obligados a cambiar a una terapia intensiva de *insulina.*
- Las enfermedades cardiovasculares. Los efectos de un *trasplante de páncreas* sobre las *enfermedades del corazón* y de los *vasos sanguíneos* tampoco son tan positivos como podría esperarse. Los *trasplantes de páncreas* no parecen retardar las enfermedades cardiovasculares, y una razón de ello pudiera ser que algunos medicamentos inmuno-supresores utilizados en la actualidad incrementan los niveles de colesterol y triglicéridos en la sangre.

CONCLUSION

Tomando en cuenta los riesgos y los beneficios que pueden obtenerse en el tratamiento de la *diabetes* mediante un *trasplante de páncreas,* la mayor parte de los investigadores hoy parece estar de acuerdo en que:

- El *trasplante de páncreas* –realizado exclusivamente para evitar las inyecciones diarias de *insulina* y las restricciones dietéticas– no compensa los riesgos que el procedimiento implica. Cambiar el *tratamiento a base de inyecciones de insulina* durante toda la vida por la *terapia inmuno-supresora* (también de por vida) no es una idea aceptable, a no ser que también exista la necesidad de un *trasplante de riñón* o que se trate de una *diabetes* totalmente descontrolada que esté destruyendo la calidad de vida de la persona afectada.

Hasta que no se desarrollen medicamentos más efectivos para evitar el rechazo del cuerpo a los órganos trasplantados, la mayoría de los especialistas se oponen a los *trasplantes de páncreas* solamente. Sin embargo, si usted le preguntara a María V. si ella considera que someterse a un doble trasplante valió la pena en su caso, ella le responderá entusiasmada que sí: "Aunque durante los primeros seis meses viví una verdadera pesadilla... por la incertidumbre ante el rechazo de mi cuerpo a los órganos trasplantados... el poder vivir hoy sin las inyecciones diarias de *insulina* y sin preocuparme por los niveles de *glucosa* en la sangre, es una experiencia maravillosa. Tan maravillosa que si hoy me dieran a elegir entre devolver el riñón y estar en *diálisis*... o devolver el páncreas y seguir con la *insulina* y las restricciones con respecto a la alimentación... yo no lo pensaría dos veces antes de responder: ¡devolvería el riñón y me quedaría con mi nuevo páncreas!".

CAPITULO 12

TRATAMIENTOS Y MEDICAMENTOS: ¡LO ULTIMO EN DIABETES!

Hasta hace sólo algunas décadas, la *diabetes* era una enfermedad mortal. Actualmente, aunque sigue siendo una enfermedad crónica, muy peligrosa, puede ser debidamente controlada; los numerosos avances logrados por la Medicina han permitido que los pacientes diabéticos presenten hoy muchas menos posibilidades de complicaciones que en el pasado. Sin embargo, los científicos no están conformes con lo alcanzando y continúan trabajando afanosamente para lograr un mejor control de la enfermedad y –junto con ello– seguir posponiendo otras afecciones progresivas que la *diabetes* puede llegar a provocar en el organismo.

En este capítulo le ofrecemos información actualizada sobre lo que las últimas investigaciones sobre la enfermedad han arrojado y las ventajas que estos nuevos descubrimientos pueden tener para los millones de personas que hoy sufren de *diabetes.*

1
¡UNA NUEVA MANERA DE MEDIR LOS NIVELES DE GLUCOSA!

Si usted es diabético (o conoce a alguna persona que sufra de *diabetes),* lo más probable es que esté familiarizado con el más simple de los rituales que impone esta enfermedad: un pinchazo en uno de los dedos de la mano (una o más veces en el día) para poder tomar una muestra de sangre y medir los niveles de *glucosa.* Pero... ¿se imagina si esta imprescindible y esencial medición pudiera realizarse sin la necesidad del doloroso pinchazo? Pues ése es, precisamente, uno de los objetivos que se han trazado ahora los especialistas en *diabetes...* Y todo parece indicar que –dentro de muy poco tiempo– los diabéticos podrán contar con un método mucho menos invasivo y molesto para analizar diariamente sus niveles de *glucosa.*

Los científicos han descubierto que el fluido que se encuentra entre las células de la piel (el llamado *fluido intersticial dermal)* puede ser medido y reflejar con exactitud el nivel de *glucosa* en la sangre:

- Primeramente, un grupo de investigadores de la **Clínica Mayo** (en Rochester, Minnesota; Estados Unidos) reclutaron a 67 voluntarios (57 con *diabetes* y 10 sin ella).
- Tomaron y analizaron una muestra del *fluido intersticial* de cada participante.
- También tomaron y analizaron muestras de sangre extraídas tanto de una vena como de un dedo.
- Y finalmente volvieron a repetir el procedimiento con otra muestra de *fluido intersticial.*

Al final de la investigación llegaron a la conclusión que el *fluido intersticial dermal* reflejaba con exactitud los niveles de *glucosa* en la sangre, y se enfatizó la ventaja del nuevo procedimiento:

- Tomar la muestra del *fluido intersticial* es un procedimiento mínimamente invasivo, que no implica ningún tipo de manipulación sanguínea.

Por su parte, los investigadores de la **Universidad de Minnesota** (en Mineápolis, Estados Unidos) también llegaron a la misma conclusión después de reclutar a 17 pacientes con *diabetes del tipo I* y medir sus niveles de *glucosa* en la sangre por un período de cinco horas, antes y después de ingerir alimentos.

- En esta ocasión, los especialistas tomaron muestras del *fluido intersticial dermal* y muestras de sangre de una vena cada 15 minutos.

- También tomaron muestras de sangre capilarmente, cada 30 minutos.

Al comparar los resultados, observaron que la *glucosa* en el *fluido intersticial* podía ser confiablemente utilizada para estimar el nivel de *glucosa* en la sangre.

A partir de estas comprobaciones, una empresa norteamericana ya ha comenzado a trabajar en el desarrollo de un dispositivo que se sostiene con la mano, el cual el paciente puede utilizar en su propia casa para analizar el *fluido intersticial* y determinar cuáles son los niveles de *glucosa* en la sangre. Aunque este dispositivo –al cual se le ha bautizado con el nombre de *LifeGuide*– no es el mismo que los médicos utilizaron en sus investigaciones, se trata de un equipo muy fácil de emplear que arroja resultados altamente confiables:

- El paciente sólo tiene que sostener el medidor contra su antebrazo y esperar de 5 a 30 segundos hasta que una muestra adecuada del *fluido intersticial* sea obtenida; el propio metro marcará el resultado.

Los manufacturadores del dispositivo informan que como el mismo extrae el *fluido intersticial* de las capas más externas de la piel (evitando áreas de alta densidad nerviosa), el paciente experimenta mucho menos dolor con esta técnica que el que se siente extrayendo la muestra de sangre del dedo.

2
SE DESARROLLAN NUEVAS FORMAS DE COMBATIR LA RESISTENCIA A LA INSULINA

Si el cuerpo del diabético es resistente a la *insulina,* eso significa que se necesitan cantidades de *insulina* por encima de lo normal para mantener dentro de una lectura adecuada los niveles de *glucosa* en la sangre.

Consideremos que la mayoría de las personas que presentan la *diabetes del tipo II* son resistentes a la *insulina,* pero si lograran incrementar su sensibilidad a esta hormona, podrían reducir sus niveles de *glucosa* en la sangre y hasta ser capaces de necesitar menos medicamentos para controlar la *diabetes.* Pero, ¿cómo lograrlo?

Los científicos han comprobado que –además de contar con la ayuda de las terapias tradicionales– el diabético puede incrementar su sensibilidad a la *insulina* observando una serie de medidas simples. Entre ellas:

1
Realizar ejercicios de entrenamiento de resistencia con regularidad

Los *ejercicios aeróbicos* no son los únicos importantes para que realice la persona que sufre de *diabetes.* En Japón:

- Un grupo de investigadores reclutaron a 13 personas con *diabetes del tipo II* que, aunque no eran obesas, llevaban un estilo de vida sedentario.
- De ellas, 5 permanecieron en terapia nutricional solamente, mientras que las otras 8 fueron sometidas a un **entrenamiento de resistencia** por un período de 4 a 6 semanas, además de seguir la terapia nutricional.
- Esta última muestra de pacientes se entrenó cinco días a la semana, haciendo dos grupos de los siguientes nueve ejercicios, cada uno con 10 a 20 repeticiones:
    - ✔ Flexiones de brazo.
    - ✔ Planchas militares.
    - ✔ Planchas regulares.
    - ✔ Cuclillas.
    - ✔ Extensiones de rodilla.
    - ✔ Elevación de los talones.
    - ✔ Extensiones de espalda.
    - ✔ Extensiones de rodillas flexionadas.
    - ✔ Remo incorporado.

La capacidad aeróbica fue la misma para los dos grupos, pero aquéllos que hicieron los *ejercicios de resistencia* resultaron ser significativamente más sensibles a la *insulina* al final del período de entrenamiento que lo que eran al inicio del estudio. El grupo que no realizó ejercicios no mostró ningún cambio en la sensibilidad a la *insulina.*

2
No tomar dosis altas de vitamina E

En un reciente estudio de la **Universidad Charles** (en la República

Checa) las **altas dosis de vitamina E** mostraron disminuir la sensibilidad a la *insulina* de los pacientes diabéticos. En la investigación:

- 10 personas obesas con *diabetes del tipo II* tomaron 600 miligramos diarios de *vitamina E* (lo cual es una dosis alta) durante tres meses.
- Los estudios extensivos de laboratorio –realizados antes y después del tratamiento– mostraron que los sujetos eran menos sensibles a la *insulina* después de haber sido sometidos a la *terapia de vitamina E.*

Esto ha llevado a los investigadores a advertir que:

- La administración de la *vitamina E* en los pacientes diabéticos debe ser cuidadosamente evaluada.

3
No fumar

El cigarrillo también disminuye la sensibilidad a la *insulina.* Los investigadores de la **Universidad de Verona** (en Italia):

- Examinaron a 30 personas con *diabetes del tipo II:* 28 fumadores y 12 no fumadores.
- Los médicos midieron las respuestas de los cuerpos de los participantes a la *insulina,* después de que beber una determinada cantidad de *glucosa:*
  - ✔ Los no fumadores eliminaron la *glucosa* de su sangre con una rapidez mucho mayor que los fumadores.
  - ✔ Y mientras más cigarrillos una persona fumaba en un día, menor era la sensibilidad a la *insulina* que mostraba.

3
¡UN NUEVO USO PARA UN VIEJO MEDICAMENTO!

Los llamados **inhibidores ACE** (o **inhibidores de la Enzima Convertidora de Angiotensina**, una sustancia que se encuentra en el interior de los vasos sanguíneos, la cual –entre otras cosas– desata una serie de reacciones que provocan la constricción de estos vasos) han sido medicamentos usados durante mucho tiempo para el control de la alta

LA INFLUENZA Y LA NEUMONIA PUEDEN SER FATALES

Si una persona padece de *diabetes,* es fundamental que se vacune periódicamente contra la *influenza* y la *neumonía,* aun cuando no sea una persona de mayor edad, tradicionalmente consideradas como las de mayor riesgo. Los epidemiólogos de la **División de Diabetes en los Centros para el Control y Prevención de las Enfermedades** (Atlanta, Estados Unidos) han revisado recientemente las estadísticas de mortalidad de años pasados y han podido comprobar que:

- Las personas diabéticas, menores de 65 años, son 1.5 veces más propensas a morir a causa de la *influenza* o *neumonía* que aquéllas que no tienen *diabetes.*

Los especialistas consideran que es recomendable que todos los diabéticos se vacunen anualmente contra la *influenza,* y que cada cinco años reciban su vacuna contra la *neumonía.* Sin embargo, no sucede así. De acuerdo con otro estudio en el que se consideraron 5,064 diabéticos mayores de 18 años de edad:

- Unicamente el 20% de aquéllos comprendidos **entre los 18 y 44 años** reportó haberse vacunado contra la *influenza* el pasado año, y un escaso 10% había recibido una vacuna contra la *neumonía* en algún momento de sus vidas.
- Entre aquéllos comprendidos **entre los 45 y 64 años de edad**, un 35% recibió la vacuna contra la *influenza* y un 16% se había vacunado contra la *neumonía.*
- Las cifras –aunque siguen siendo muy bajas– aumentan ligeramente a medida que la edad avanza, con un 57% de vacunas contra la *influenza* y un 29% de vacunas contra la *neumonía* para el grupo de diabéticos **mayores de 65 años de edad**.

presión sanguínea *(hipertensión)*. También estos medicamentos han sido utilizados para proteger los riñones de los pacientes diabéticos. Ahora, sin embargo, un nuevo estudio científico está mostrando que estas viejas medicinas pudieran ser también útiles en el tratamiento de otra seria y común complicación de la *diabetes:* la **neuropatía** (o daño a los nervios):

- Un total de 41 personas con *diabetes,* y afectados por una *neuropatía* (de intensidad ligera a moderada) tomaron parte en un estudio practicado en la **Enfermería Real de Manchester** (en Inglaterra): 21 de ellas tomaron *trandalopril,* un *inhibidor ACE;* las otras 20 tomaron únicamente un placebo (una sustancia inerte, sin efecto alguno).

Después de un año de tratamiento:

- Los exámenes de laboratorio mostraron que las personas que habían tomado el *inhibidor ACE* –aunque no notaron ninguna disminución de sus síntomas– experimentaron alguna mejoría en su *neuropatía,* específicamente en las afecciones nerviosas vinculadas con el sistema neuro-vegetativo y el sistema nervioso periférico.
- Los pacientes que tomaron únicamente el placebo, no mostraron ninguna mejoría.

Como resultado de esta investigación, los especialistas en el tratamiento de la *diabetes* han comenzado a apoyar el empleo de los *inhibidores ACE,* ya que los mismos podrían reportar beneficios en el tratamiento de la *polineuropatía diabética* (una de las complicaciones de la enfermedad).

4
TROGLITAZONA: UN MEDICAMENTO PROMETEDOR EN EL TRATAMIENTO DE LA DIABETES

Como resultado de esa constante investigación científica que tiene como meta el control definitivo (e inclusive la curación) de la *diabetes,* ha surgido ahora otro nuevo medicamento, esta vez dirigido a controlar la *diabetes tipo II.* Su nombre genérico es **troglitazona**, y se trata de una nueva píldora que promete controlar la enfermedad de una forma diferente.

Recientemente aprobada por la **Administración de Alimentos y Medicinas de los Estados Unidos** (la agencia federal de los Estados Unidos que controla todos los productos que consumen los norteamericanos, y que influye en las regulaciones de salud de muchos otros países), y disponible ya en el mercado internacional bajo el nombre comercial de **Rezulin**, la *troglitazona* actúa de una manera distinta a los otros tres tipos de píldoras que ya existen en el mercado para el control de la *diabetes:*

- Entre otras propiedades, controla los niveles de *glucosa* en la sangre al hacer los músculos más sensibles a la *insulina.*
- Y en menor escala, la *troglitazona* también reduce el volumen de *glucosa* que el hígado produce.

Pero, ¿estamos ante la presencia de una píldora más para el control de la *diabetes,* o se trata realmente de un medicamento más efectivo? ¿Quiénes son los mejores candidatos para ser tratados con la *troglitazona?* ¿Qué efectos secundarios puede provocar esta píldora?

LA TROGLITAZONA ES UN MEDICAMENTO QUE SE ACERCA MAS A LA RAIZ DEL PROBLEMA QUE CONFRONTAN LOS DIABETICOS

Todo parece indicar que la *troglitazona* se aproxima –más que ninguno de otros medicamentos desarrollados anteriormente– a la raíz del problema que confrontan las personas que padecen de la *diabetes del tipo II.* La mayoría de las personas que presentan esta forma de *diabetes* es resistente a la *insulina;* sus células musculares necesitan recibir niveles de esta hormona muy por encima de lo normal, antes de que puedan absorber la *glucosa.* Para compensar la deficiencia, sus cuerpos producen muchas veces *insulina* adicional; pero si ésta no llega a ser suficiente, pueden obtener esa *insulina* que necesitan a través de una inyección. De cualquier manera, los niveles de *insulina* en la sangre siempre van a ser más altos de lo normal.

Algunos especialistas consideran que este estado de *hiper-insulinemia* (como lo llaman) no es saludable, y puede llegar a provocar la *hipertensión,* niveles anormales de *lípidos* en la sangre, y el endurecimiento de las arterias *(arterioesclerosis).* Por tanto, un medicamento como la *troglitazona* –que incrementa la sensibilidad del cuerpo a la *insulina* y permite a los pacientes de *diabetes* controlar sus niveles de *glucosa* en la sangre con una dosis menor de *insulina*– es mucho más efectivo.

Sin embargo, hasta los especialistas que están a favor del uso de la *troglitazona* como tratamiento para la *diabetes del tipo II* advierten que los médicos deben evitar hacer de las dosis menores de *insulina* el factor más importante en la terapia para controlar la *diabetes del tipo II.* Según la opinión compartida por muchos:

- "Ya se ha comprobado que bajar los niveles de *glucosa* es una medida muy beneficiosa para tratar a los pacientes de la *diabetes del tipo II,* mientras que aún no se ha demostrado que los niveles elevados de *insulina* sean en realidad especialmente perjudiciales".

El objetivo del uso de la *troglitazona* no debe ser reducir el nivel de *insulina* que los pacientes necesitan sino reducir sus niveles de *glucosa* en la sangre de una manera diferente... Pero... ¿realmente lo consigue?

MENORES NIVELES DE GLUCOSA... ¡Y CON MENOS INSULINA!

En los dos estudios presentados a la *Administración de Alimentos y Medicinas de los Estados Unidos* por el laboratorio que está comercializando el nuevo medicamento, se confirma que:

- Los pacientes que usan la *troglitazona* logran un mejor control de sus niveles de *glucosa* en la sangre, y con la ventaja adicional de que para ello casi siempre necesitan niveles menores de *insulina.*

En el primero de estos estudios, más de 300 hombres y mujeres que durante un promedio de diez años habían sufrido de *diabetes del tipo II* fueron divididos al azar para recibir uno de los siguientes tres tratamientos de control de la enfermedad:

- 200 miligramos diarios de *troglitazona.*
- 600 miligramos de *troglitazona.*
- Un placebo (una sustancia inerte sin efecto alguno).

Aunque todos los pacientes todavía estaban produciendo alguna *insulina* natural, necesitaban inyecciones diarias de la hormona para controlar su

¿QUIENES ASIMILAN MEJOR LA TROGLITAZONA?

Hasta el presente, la *troglitazona* sólo ha sido aprobada para usar en personas que padecen de la *diabetes tdel tipo II* que –a pesar de usar más de 30 unidades de *insulina* al día, administradas en dos o más inyecciones– siguen teniendo un control inadecuado de sus niveles de *glucosa* en la sangre. No obstante, algunos especialistas pretenden buscar la aprobación del nuevo medicamento para el tratamiento de otros diabéticos, a medida que más estudios sean completados.

Las píldoras de *troglitazona* también podrían llegar a usarse con fines preventivos. En la actualidad, la *troglitazona* está siendo usada en el **Programa de Prevención de la Diabetes** (en los Estados Unidos) para comprobar si es posible –de alguna manera– ayudar a prevenir la *diabetes* en personas que muestran algunos fallos en la tolerancia de la *glucosa.*

Por el momento, los médicos están siendo alertados a mantener cautela a la hora de prescribir la *troglitazona* a personas con fallos cardíacos (de moderados a severos) o a aquéllos que presentan alguna enfermedad del hígado.

La dosis recomendada:

- Para comenzar la terapia prescrita por los especialistas es de 200 mg ó 400 mg, una vez al día.
- La máxima respuesta a la prescripción inicial debe ser comprobada después de cuatro semanas de tratamiento, y la dosis puede ser incrementada a un máximo de 600 mg.

A pesar de los muchos beneficios que promete el uso de este nuevo medicamento para controlar la *diabetes del tipo II,* los especialistas están de acuerdo en que observar una dieta saludable y un programa de ejercicios físicos son esenciales para el paciente diabético.

diabetes. La dosis promedio era de 73 unidades de *insulina* al día, oscilando entre 30 a 280. Como promedio, los participantes habían estado usando *insulina* por cinco años; pero aun así, mostraban un control deficiente de la *glucosa* en la sangre, definido como "un *HbA1c* mayor de 8.5%" (el *HbA1c* promedio de este grupo de pacientes era de 9%, lo cual significa que sus niveles de *glucosa* se mantenían en los 210 miligramos por decilitro de sangre).

El objetivo específico de esta investigación fue comprobar si los pacientes podían mejorar su control de la *glucosa* empleando la *troglitazona* además de la *insulina* que ya estaban recibiendo como tratamiento a la enfermedad. No obstante, los médicos fueron instruidos para reducir las dosis de *insulina* si el paciente reportaba dos lecturas de *glucosa* de menos de 110 mg/dl.

Después de seis meses de investigación, aquellos pacientes que estaban recibiendo la *terapia a base de la troglitazona* lograron un mejor control de los niveles de *glucosa* en la sangre. Estos fueron los resultados más detallados del estudio en cuestión:

- El promedio de *glucosa* en la sangre –en ayunass– descendió menos de 1 mg/dl en el grupo que solamente recibía el placebo; 34 mg/dl en el grupo que tomaba 200 miligramos diarios de *troglitazona;* y 48 mg/dl en el grupo que recibía 600 miligramos diarios del medicamento.
- El promedio de *HbA1c* bajó 0.13 puntos de porcentaje en el grupo que recibía el placebo; 0.84 puntos en el grupo que recibía 200 mg de *troglitazona;* y 1.41 puntos en el grupo con 600 mg de *troglitazona.* La mayoría de los pacientes que tomaban *troglitazona* alcanzó un *HbA1c* de menos de 8%.
- Asimismo, los pacientes bajo *terapia de troglitazona* fueron capaces de disminuir sus dosis de *insulina.* El promedio de dosis diaria de *insulina* aumentó en 1% en el grupo que recibía el placebo; disminuyó en un 15% en el grupo que tomaba 200 mg de *troglitazona,* y un 42% en el grupo de 600 mg de *troglitazona.*

Los resultados del segundo estudio –cuyo objetivo era más ambicioso, ya que se proponía comprobar si el uso de la *troglitazona* permitía controlar mejor los niveles de *glucosa* y al mismo tiempo reducir las dosis de *insulina* en un 50%– también fueron positivos. En esta segunda investigación, 216 pacientes afectados por la *diabetes del tipo II* y con carac-

EFECTOS DE LA TROGLITAZONA

En los estudios desarrollados hasta ahora, tanto las personas que solamente han tomado un placebo como aquéllas que han recibido la *troglitazona* han reportado efectos secundarios en la misma proporción. Por ejemplo:

- En los dos estudios mayores mencionados en este capítulo, el 11% de los pacientes en ambos grupos reportó dolores de cabeza.
- Sin embargo, como la *troglitazona* incrementa la sensibilidad a la *insulina*, la preocupación mayor en cuanto a sus efectos secundarios es la posibilidad de que pueda provocar *hipoglicemia* (concentraciones de *glucosa* sanguínea inferiores a las normales).

La mayoría de los especialistas está de acuerdo en que, usada sola, la *troglitazona* no causa *hipoglicemia;* sin embargo, si es empleada con demasiada *insulina,* sí pudiera provocar esta condición:

- En el primer estudio –en el cual la reducción de las dosis de *insulina* de los pacientes no fue una meta– algunos pacientes que tomaron la *troglitazona* conjuntamente con inyecciones de *insulina* experimentaron niveles de *glucosa* de menos de 50 mg/dl (14 % en el grupo de 200 mg de *troglitazona,* y 23% en el grupo de 600 mg de *troglitazona).*
- En el segundo estudio –en el cual la reducción de las dosis de *insulina* sí fue un objetivo– la incidencia de la *hipoglicemia* fue menor: 8% en el grupo de 200 mg de *troglitazona,* y 5% en el grupo de 400 mg de *troglitazona.*

Como consecuencia, los especialistas advierten que todos los diabéticos a los que se les prescriba *troglitazona* conjuntamente con inyecciones de *insulina* deben comprobar cuáles son sus niveles de *glucosa* tres o cuatro veces en el día, y mantenerse en contacto con su médico una vez que comiencen a tomar el medicamento.

terísticas similares a las del estudio anterior, fueron divididos en tres grupos de tratamiento. Cada grupo fue sometido a:

- 200 miligramos diarios de *troglitazona.*
- 400 mg de *troglitazona.*
- Un placebo.

Estos pacientes habían usado algunas de las píldoras para el control de la *diabetes* que ya estaban en el mercado, pero dejaron de lograr un control adecuado de la *glucosa* y tuvieron que recurrir a las inyecciones de *insulina.*

La dosis promedio era de 73 unidades. Los participantes analizaron sus niveles de *glucosa* en la sangre de 2 a 4 veces en el día. Si al séptimo día el promedio de *glucosa* en la sangre –en ayunas– había descendido en un 5% (o más), o era de 140 mg/dl (o menos), los médicos indicaban al paciente bajar su dosis total de *insulina* diaria a un 25%.

Los resultados –después de seis meses de iniciada la investigación– con la *troglitazona* fueron los siguientes:

- Sólo 5 de 69 pacientes en el grupo que recibía el placebo (7%) alcanzaron el objetivo de mejor control de la *glucosa* en la sangre y 50% de reducción en las dosis de *insulina.*

  En cambio, en el grupo que tomó 200 mg diarios de *troglitazona,* este objetivo fue alcanzado por 16 de 73 pacientes (22%).

  Y en el grupo sometido a la dosis de 400 mg de *troglitazona,* 20 de 74 pacientes (27%) lo consiguieron.
- Algunos pacientes fueron capaces de dejar de tomar *insulina:* 1 (1%) en el grupo de placebo; 5 (7 %) en el grupo de 200 mg de *troglitazona;* y 11 (15%) en el grupo de 400 mg de *troglitazona.*
- El promedio de reducción en las dosis total de *insulina* fue de: 13 unidades en el grupo que sólo recibió el placebo; 30 unidades en el grupo de 200 mg de *troglitazona;* 41 unidades en el grupo de 400 mg de *troglitazona.*
- El promedio de reducción en el número de inyecciones de *insulina* por día fue de: 0.1 en el grupo del placebo; 0.2 en el grupo de 200 mg de *troglitazona;* 0.8 en el grupo de 400 mg de *troglitazona.*

  Es importante mencionar que entre los pacientes que recibieron 400 mg de *troglitazona,* el 41% pasó de recibir tres inyecciones de *insulina* al día a una sola.

5
DOS NUEVOS MEDICAMENTOS, ¡MAS EFECTIVOS!

En los pacientes que sufren de la *diabetes del tipo II,* algunos medicamentos estimulan al cuerpo a producir una mayor producción de *insulina,* pero el efecto frecuentemente continúa aun después que el nivel de *glucosa* se normaliza, provocándole al paciente una condición médica llamada *hipoglicemia,* la cual se caracteriza por un descenso excesivo en el nivel de azúcar en la sangre (la situación es peligrosa).

Ahora, un nuevo medicamento (**repaglinida**, con el nombre comercial de **Prandin**), aparentemente logra superar las limitaciones de los medicamentos tradicionales. El *Prandin* se administra pocos minutos antes de ingerir alimentos, su efecto más intenso se manifiesta una hora después, y el cuerpo lo elimina en 3 ó 4 horas, minimizando de esta manera la posibilidad de que el paciente desarrolle la *hipoglicemia.* Además, la formulación ofrece otros beneficios:

- Con el tiempo, los pacientes de *diabetes* desarrollan complicaciones renales, dificultando el uso de los medicamentos tradicionales, ya que éstos dependen de los riñones para ser eliminados. Sin embargo, el cuerpo elimina el *Prandin* mediante la acción del hígado, lo que constituye una gran ventaja sobre otros medicamentos en el caso de los pacientes diabéticos que sufren de complicaciones en los riñones.

Los estudios médicos realizados en diferentes países demuestran que el *Prandin* puede provocar algunos efectos secundarios (tales como infecciones respiratorias, dolores de cabeza, bronquitis, náuseas, etc.), pero esto ocurre en sólo el 5% de los pacientes. En todo caso, las estadísticas sobre los efectos secundarios son similares a las que se registran con otros medicamentos especialmente diseñados para el control de la *diabetes.*

6
LOS BENEFICIOS DE "PRECOSE" PARA CONTROLAR EL NIVEL DE GLUCOSA...

Recientemente, la importante empresa farmacéutica **Bayer** decidió comercializar un medicamento llamado **Precose** (su nombre genérico es **acarbose**) como parte del tratamiento para la *diabetes del tipo II,* y sus beneficios ya pueden ser calificados de considerables. De acuerdo con el **Doctor James Magner** (Director Asociado de la División de Investigaciones Médicas de la empresa *Bayer):*

- "La experiencia clínica que hemos acumulado sugiere que algunos pacientes responden mejor al tratamiento de la *diabetes del tipo II* al ser tratados con *Precose,* cuando la dosis se incrementa gradualmente a partir de un nivel menor".

El *Precose* reduce el nivel de *glucosa* después de ingerir alimentos, retardando la digestión de los *carbohidratos* y la absorción de la *glucosa* en el intestino delgado. Como resultado, el paciente logra controlar con más precisión la producción de la *insulina* por el páncreas.

El nuevo medicamento *Precose* no se debe prescribir a los pacientes que manifiestan una hipersensibilidad al mismo, o a aquéllos que presentan un historial de *ketoacidosis diabética, cirrosis hepática, ulceración del colon,* y de *obstrucción intestinal.*

7
PICOLINATO DE CROMO: UN SUPLEMENTO DIETETICO QUE FACILITA EL CONTROL DE LA DIABETES DEL TIPO II

De acuerdo con los resultados de un estudio clínico publicado recientemente en **Diabetes**, una prestigiosa publicación médica norteamericana, los **suplementos de picolinato de cromo** pueden contribuir en una forma positiva al tratamiento de la *diabetes del tipo II.* El estudio incluye 180 pacientes diabéticos, los cuales fueron divididos en 3 grupos:

- El primero recibió una dosis diaria de 200 microgramos de *picolinato de cromo;*
- el segundo recibió una dosis de 1,000 microgramos;
- y el tercero sólo recibió un placebo; es decir, una sustancia inerte (con el propósito de establecer el grupo de control).

Todos los pacientes mantuvieron sus dietas habituales, el nivel de actividad física (o ejercicios) al que estaban acostumbrados, y tomaron los mismos medicamentos que formaban parte de sus tratamientos para controlar la *diabetes*. Los resultados:

- El estudio demuestra que los dos grupos que recibieron el *picolinato de cromo* registraron una mejoría notable en los niveles de *glucosa* en la sangre.
- El grupo de control, sin embargo, no manifestó ninguna variación en sus niveles de *glucosa.*

Los resultados señalan, por lo tanto, que:

- El *suplemento de picolinato de cromo* ayuda al organismo a controlar el nivel de *glucosa* en la sangre.

El **Doctor Richard Anderson** (Director del estudio, que fue realizado en el **Centro de Investigación para la Nutrición Humana**; en Maryland, Estados Unidos) señala que "los *suplementos dietéticos de picolinato de cromo* representan un factor positivo en el control de la *diabetes...* y constituye un arma más en la lucha para controlar la *diabetes del tipo II*".

8
AMILINA...
¡UNA NUEVA ESPERANZA PARA LOS DIABETICOS!

En los diabéticos, las inyecciones diarias de *insulina* no hacen sino tratar de reproducir las funciones del páncreas en cuanto al control de los niveles de *glucosa* en la sangre. Pero según estudios recientes, no es sólo *insulina* lo que el páncreas suministra al organismo; la **amilina** es unos de esos otros elementos que parecen reportar importantes beneficios al organismo.

En el caso de las personas que no padecen de *diabetes,* tanto la *amilina* como la *insulina* son producidas en las *células beta* y liberadas desde el páncreas cuando la persona ingiere algún alimento. Ahora bien:

- Mientras que la *insulina* ayuda a que los tejidos del organismo se abastezcan de *glucosa,*
- la *amilina* ayuda a hacer más lento el flujo de los *azúcares* en los ali-

mentos al organismo.

Los niveles de *amilina* varían según el tipo de *diabetes* que presente el paciente:

- En la *diabetes del tipo I,* las *células beta* –donde se elaboran ambas hormonas– han sido destruidas y –debido a ello– no hay suministro de *insulina* o de *amilina.*
- En el caso de la *diabetes del tipo II,* si bien sí existen niveles de *amilina,* éstos no aumentan como respuesta a la ingestión de alimentos.

El concepto que exploran ahora los científicos es administrar **pramlintida** (una sustancia sintética, análoga a la *amilina)* –en inyecciones, y conjuntamente con la *insulina*– y así tratar de lograr los mismos efectos que estas dos hormonas logran en el funcionamiento normal del organismo.

Hasta el presente no han sido investigadas de manera concluyente las actividades biológicas y las funciones fundamentales de la *amilina* en el cuerpo humano, pero sí se sabe que sin la acción de la *amilina,* el organismo pierde la sincronización de las funciones digestivas.

Se han llevado a término dos estudios para determinar la función de la *amilina* en el cuerpo: uno para pacientes con *diabetes del tipo I,* y el otro para aquéllos que padecen de la *diabetes del tipo II,* que se administran *insulina.* Los resultados que se han dado a conocer hasta el momento revelan que:

- La *pramlintida* mejora los niveles de *glucosa* (hasta en un 12%) en aquellas personas que presentaban los peores niveles de *glucosa* en la sangre.
- Por otra parte, algunas personas de las que reciben *pramlintida* e *insulina* logran mantener el mismo nivel de *glucosa* que las que reciben solamente *insulina,* pero la dosis de *insulina* necesaria para mantener ese nivel es menor.

LOS RESULTADOS SON PROMETEDORES

Estos resultados alentadores hacen que un número considerable de personas se hayan ofrecido como voluntarios para participar en las pruebas con la *pramlintida inyectable.* En general, los niveles de *azúcar* en la sangre son mejor controlados con la administración de esta nueva hormona, y la *diabetes* se hace más fácil de sobrellevar.

En cuanto a los efectos secundarios que puede presentar el medicamento, hasta el momento no se han registrado reacciones que pudieran ser consideradas serias. Sin embargo, cuando las dosis de *amilina* administradas son muy altas, el paciente puede llegar a sufrir de náuseas, pérdida del apetito, e indigestión (las náuseas usualmente desaparecen durante las primeras dos semanas de administración).

Otra noticia positiva para los pacientes de *diabetes* es que un régimen de *pramlintida* favorece la pérdida de peso, a diferencia de un régimen de *insulina* solamente, el cual conduce a un aumento de peso corporal.

NO OBSTANTE, AUN QUEDAN PROBLEMAS POR RESOLVER...

Uno de los obstáculos que han encontrado los investigadores en la administración de la *pramlintida* es el número de inyecciones necesarias. En estos momentos, los estudios requieren de 2 inyecciones de *insulina* al día, y 4 de *pramlintida* (más difícil de inyectar, ya que es más densa). La *pramlintida* y la *insulina* pueden mezclarse en una sola solución inyectable, pero para que los investigadores puedan distinguir los efectos de cada una, por el momento se requieren inyecciones separadas.

Aún falta tiempo y procedimientos para que la *pramlintida* pueda ser comercializada, pero su efectividad es prometedora. ¡Una posibilidad más para que las personas que sufren de *diabetes* puedan controlar la enfermedad crónica que les afecta y lograr un estilo de vida más pleno!

9
¡UN CONCEPTO REVOLUCIONARIO PARA TRATAR LA DIABETES!

El tratamiento de la *diabetes* está atravesando en estos momentos una fase verdaderamente revolucionaria, no solamente con el desarrollo de nuevos medicamentos que pueden controlar los niveles de *insulina* en el organismo, sino con el diseño de un pequeño artefacto en forma de bomba que puede ser implantado debajo de la piel del paciente diabético y programado para que libere *insulina* en la cavidad abdominal varias veces durante el día, de manera que los niveles de *glucosa* en la sangre se mantengan normales en todo momento.

Este diminuto aparato –que ha sido diseñado por la empresa **Minimed Technologies, Inc.**, en Sylmar; California, Estados Unidos– se espera que pueda comenzar en breve a ser implantado masivamente en pacientes diabéticos en todo el mundo. Se estima que su costo sea de aproximadamente 10 mil dólares, además de los gastos que represente el proceso quirúrgico para realizar el implante.

Los estudios que se han realizado hasta el presente para comparar la efectividad de esta pequeña *bomba implantable* con las inyecciones de *insulina* diarias a las que debe someterse el paciente que sufre de *diabetes del tipo I* (dependiente de la *insulina)* muestra que:

- Ambos sistemas permiten controlar los niveles de *glucosa* en la sangre, aunque la *bomba implantable* en cierta forma actúa de manera similar al páncreas, al liberar la *insulina* automáticamente para que estos niveles se mantengan constantes y normales durante todo el día.

En las pruebas realizadas hasta el presente con seres humanos se ha podido comprobar que los pacientes –en términos generales– no sólo se sienten mejor físicamente con la *bomba de insulina* implantada, sino que logran mantener bajo control su peso, un aspecto fundamental en el tratamiento de la *diabetes,* ya que la obesidad hace que su control sea aún más difícil.

Asimismo, los pacientes en quienes ya se ha implantado la *bomba* muestran hasta un 70% menos de episodios de *hipoglicemia,* una condición que se caracteriza por períodos peligrosos de baja de azúcar en la sangre (muchas veces causados por las inyecciones de *insulina),* que muchas veces hacen que el paciente se sienta confundido, agitado, y hasta que pierda el conocimiento.

A pesar de la efectividad de la nueva *bomba de insulina implantable,* se ha comprobado que puede presentarse un problema en su uso: la obstrucción de los conductos de liberación de la *insulina,* una situación que está siendo resuelta con el empleo de nuevas fórmulas de *insulina.* No obstante, sus ventajas para la persona diabética son innegables, por el control de los peligrosos episodios de *hipoglicemia,* además de que permite mantener normales los niveles de *glucosa* en la sangre de una manera constante, un aspecto fundamental para evitar los muchos riesgos que implica la *diabetes.*

¡AVANZAMOS HACIA EL CONTROL CONSTANTE DE LA DIABETES!

No hay duda de que en los últimos años se ha avanzado considerablemente en la forma en que la *diabetes* es tratada. Para muchos pacientes, ya no sólo es suficiente tomar medicamentos o inyectarse *insulina* diariamente para reducir la *glucosa* en un momento dado, sino que resulta fundamental mantener en forma constante dentro de los niveles normales la *glucosa* en la sangre, con lo que se evitan las consecuencias más peligrosas de esta enfermedad (como son la ceguera, el fallo renal, y la necesidad de amputación de las extremidades).

Pero... ¿que se entiende por *control constante?* Exámenes frecuentes durante el día para determinar el nivel de *glucosa* en la sangre, y las inyecciones de *insulina,* las cuales pueden ser tan frecuentes como dos o tres al día.

- Algunas personas emplean *bombas de insulina externas* (que comenzaron a usarse desde hace quince años) para obtener la *insulina* que necesitan, programadas para que se activen varias veces durante el día, liberando la hormona a través de un catéter implantado en la piel del abdomen. Este sistema es utilizado mayormente por personas que desarrollan la *diabetes* desde la niñez, y puede ser molesto, además de que su costo es elevado: aproximadamente 4,500 dólares.
- La nueva *bomba implantable* es totalmente diferente de la versión externa, ya que no solamente es implantada debajo de la piel, sino que inyecta la *insulina* directamente en la cavidad peritoneal del abdomen. Además, la *bomba* es programada anticipadamente por el especialista para liberar dosis pequeñas pero constantes de la hormona durante todo el día, aunque en las horas de las comidas el paciente puede utilizar un control remoto para liberar una dosis adicional de *insulina* (de acuerdo con las instrucciones del endocrinólogo que lo esté tratando). Cada período entre 4 y 12 semanas, el especialista debe rellenar la bomba con la *insulina* necesaria.

CONSIDERACIONES ESPECIALES PARA LAS MUJERES

Hasta hace pocos años, la mayor parte de los estudios que se hacían sobre la *diabetes* tomaban en consideración únicamente a los hombres, tal vez porque las mujeres no siempre se ofrecían como voluntarias para ser sometidas a análisis frecuentes (de diferentes tipos), ni se mostraban muy dadas a revelar información sobre sus problemas de salud más íntimos. Debido a ello, muchas de las conclusiones a las que se han llegado con respecto a los nuevos tratamientos de la *diabetes,* así como el desarrollo de los nuevos medicamentos para controlar la enfermedad, están basados en investigaciones en las que solamente han participado hombres.

Esta situación está cambiando, afortunadamente. En la actualidad muchos endocrinólogos especializados en el tratamiento de la *diabetes,* están incluyendo en sus estudios a numerosas mujeres, y esto ha permitido lograr un panorama más amplio de la enfermedad, sus síntomas, y la forma de reaccionar a los diferentes tratamiento los pacientes de cada sexo. Asimismo, las comparaciones estadísticas que se llevan a cabo (basadas en expedientes de hospitales y centros médicos, casi siempre) han dejado de limitarse exclusivamente a pacientes hombres, y en estos momentos también las mujeres están siendo tomadas en consideración. Así ha sido posible comprobar que la *diabetes* es una condición que en la mujer puede presentar características especiales.

A continuación le ofrecemos tres de las comprobaciones más importantes a las que han llegado los especialistas con respecto a la *diabetes* en la mujer:

A
CUANDO SE PRESENTAN NODULOS INDOLOROS EN LOS SENOS DE LA MUJER DIABETICA...

Cuando una mujer detecta un nódulo en su seno, el temor y la ansiedad la invaden inmediatamente. Sin embargo, si es diabética, ese bulto indoloro en el seno podría tener una explicación: **mastopatía diabética**, un problema poco conocido, asociado con la enfermedad, pero que –afortunadamente– no parece incrementar los riesgos de que se desarrolle el peligroso cáncer mamario.

Una mujer que presenta la *mastopatía diabética* tiene nódulos indoloros en el tejido denso de sus senos, el cual a su vez está infiltrado con células inmunológicas que sugieren que se trata de un desorden del sistema inmunológico. Las comparaciones estadísticas muestran que el trastorno es más propenso a presentarse en las mujeres que:

- Presentan la *diabetes del tipo I* (la cual es una enfermedad autoinmunológica),
- que se encuentran en los finales de sus 30 años,
- cuyos niveles de *glucosa* en la sangre no han sido bien controlados, y en aquéllas que presentan, además, *retinopatía diabética.*

La densidad del tejido del seno en estas mujeres hace que la interpretación de sus mamogramas y análisis ultrasónicos resulten muy difíciles; como resultado, con frecuencia son sometidas a biopsias que en realidad son innecesarias.

Recientemente, los investigadores de la **Clínica Mayo** (Estados Unidos) analizaron las historias médicas de 16 mujeres que presentaban la *mastopatía diabética.* Todas tenían *diabetes del tipo I;* sus edades promediaban los 39 años, y habían tenido *diabetes* por un promedio de más de dos décadas:

- La manifestación de la enfermedad fue usualmente la misma: las mujeres habían tenido senos nodulosos, pero, con el tiempo, un nódulo sobresalió más significativamente y pudo ser palpado en un examen físico.
- La presencia de esta clase de nódulo dominante condujo a una biopsia al 88% de las mujeres estudiadas; el 38% de las pacientes fue sometido a más de una biopsia, y una de ellas llegó a someterse a un total de cinco procedimientos de este tipo con el transcurso de los años, a medida que nuevos nódulos se desarrollaron.
- Estas mujeres fueron seguidas por un promedio de 7 años, y ninguna desarrolló *cáncer mamario.*

Por lo tanto, los especialistas consideran que la *mastopatía diabética* no parece ser un factor de riesgo para el desarrollo del *cáncer mamario*. Sin embargo, aunque este conocimiento puede ayudar a las mujeres a aliviar su ansiedad durante el proceso de diagnóstico, los científicos insisten en que ninguna mujer –sea diabética, o no– debe presumir que un nódulo en el seno es benigno, y que cualquier abultamiento o cambio en el tejido del seno debe ser cuidadosamente evaluado por un especialista. Se requieren nuevos estudios para lograr un mejor entendimiento de la *mastopatía diabética* y desarrollar técnicas de imagen más efectivas que permitan diagnosticar la condición.

B
EL CICLO MENSTRUAL PUEDE AFECTAR LA SENSIBILIDAD A LA INSULINA EN LA MUJER DIABETICA...

Los investigadores han comprobado que las necesidades de *insulina* de una mujer pueden cambiar a través de su ciclo menstrual. Por ejemplo:

- Muchas mujeres encuentran que en los días que siguen a la ovulación (llamados la *fase luteínica,* la cual comprende los días 17 al 21 del ciclo, con el primer día de sangramiento siendo considerado como el primer día del ciclo), sus niveles de *glucosa* son altos antes del desayuno, pero disminuyen excesivamente a media mañana.

Los investigadores se preguntaron si este brusco descenso de la *glucosa* a media mañana era provocado por la *insulina* adicional que tomaban las mujeres en respuesta a sus altos niveles de *glucosa* en ayunas, o si era un cambio en la sensibilidad a la *insulina* lo que lo causaba. Para determinarlo, reclutaron a 10 mujeres con *diabetes del tipo I,* y una edad promedio de 28 años, para un estudio de seis meses de duración. Durante la investigación:

- Se comprobó que todas las mujeres necesitaban más *insulina* durante sus *fases luteínicas,* lo que demostraba que la resistencia a la *insulina* se incrementaba en esos días del ciclo menstrual.
- Sin embargo, los exámenes de laboratorio realizados durante la *fase luteínica* de dos de los ciclos menstruales de cada mujer mostraron, invariablemente, que esa resistencia a la *insulina* súbitamente disminuía alrededor de las 10 de la mañana en todas las pacientes.

Como resultado de sus estudios, los especialistas recomiendan en la actualidad que:

- Las mujeres diabéticas deben mantenerse atentas a este tipo de cambio y hacer algunas variaciones en sus regímenes de *insulina* durante esos días, de manera que entre las 4 y 10 de la mañana se mantengan los niveles más altos de la hormona, y entre las 10 de la mañana y 12 del mediodía los niveles de *insulina* no estén tan elevados.
- Algunos especialistas señalan que la *insulina* regular que es administrada en el desayuno termina contribuyendo al descenso de *glucosa* que experimentan las mujeres a media mañana, y sugieren que un mejor modo de controlar la *diabetes* en esos días podría ser el uso de otro tipo de *insulina* (la llamada *insulina lispro,* por ejemplo) con una acción más corta que el medicamento regular... y desayunar antes de las 8 de la mañana.

C
UNA MENOPAUSIA MAS TEMPRANA PARA LA MUJER DIABETICA...

Los investigadores también han observado recientemente que las mujeres con *diabetes del tipo I* llegan a la *menopausia* más temprano que las mujeres que no son no diabéticas. En un estudio realizado en la **Universidad de Pittsburgh** (Estados Unidos), los especialistas estudiaron los ciclos menstruales de 122 mujeres diagnosticadas con *diabetes del tipo I* antes de la edad de 17 años, y compararon éstas con las historias de 147 hermanas no diabéticas. En la comparación pudo detectarse que:

- Como promedio, las mujeres con *diabetes* comenzaron su menstruación más tarde que las no diabéticas: 13.5 años contra 12.5 años.
- Aproximadamente el 13% de las mujeres de cada uno de los dos grupos había experimentado la *menopausia* en el tiempo en que el estudio fue realizado, pero las mujeres diabéticas eran considerablemente más jóvenes a la edad de la *menopausia* que las no diabéticas: 40.7 contra 49.9 años de edad.
- Como promedio, las mujeres que experimentaron una *menopausia prematura* (antes de los 47 años de edad) habían desarrollado *diabetes* a una edad más temprana que las que no experimentaron una

menopausia prematura: 8.6 contra 13.7 años de edad cuando fueron diagnosticadas con la enfermedad. Y, al igual que ocurre en la población general, los embarazos previos reducían las posibilidades de *menopausia prematura* en las mujeres diabéticas.

Pero, ¿qué significa concretamente este estudio? Considere:

- El riesgo de enfermedad cardiovascular se eleva en todas las mujeres después de la menopausia;
- pero como tener *diabetes* también eleva este riesgo, la *menopausia prematura* en las mujeres diabéticas significa invariablemente un riesgo más alto y más temprano de desarrollar enfermedades del corazón.

Por consecuencia, una vez que la *menopausia* ocurra –especialmente si es prematura– las mujeres diabéticas deben considerar con especial interés someterse a la *terapia de reemplazo hormonal* (a base de *estrógeno* y *progesterona),* la cual ha mostrado reducir significativamente los riesgos de que se presenten las enfermedades cardiovasculares.

CAPITULO 13

LAS 53 PREGUNTAS QUE CON MAS FRECUENCIA SE HACEN SOBRE LA DIABETES

Para concluir este nuevo título de la serie de publicaciones sobre la salud editadas por el **INSTITUTO DE LA SALUD** hemos seleccionado las 53 preguntas que con más frecuencia se hacen con respecto a la *diabetes mellitus:*

1
Si las pruebas revelan que el paciente ha desarrollado diabetes, ¿cuál es el siguiente paso que debe dar el especialista?

RESPUESTA: Determinar el tipo de *diabetes* que presenta el paciente es elemental:

- Del **tipo I (dependiente de la insulina)**; o
- del **tipo II (no dependiente de la insulina)**.

Es importante que el paciente le mencione al médico si han habido casos de *diabetes mellitus* en su familia, y cuál tipo de *diabetes* han desarrollado esos familiares (del *tipo I* o *II).* Asimismo, la edad, el peso, el nivel de actividad física, e inclusive el origen étnico son otros factores a tomar en consideración para determinar el tipo de *diabetes* que el paciente pueda presentar:

- La mayor parte de los pacientes de *diabetes* de menos de 20 años de edad desarrollan la *diabetes del tipo I;*
- en el caso de los pacientes de más de 30 años de edad, la *diabetes del tipo II* es mucho más frecuente.

No obstante, la edad no es un factor determinante en el tipo de *diabetes* que un paciente joven presente. Las investigaciones demuestran que hay familias en las que es frecuente la *diabetes del tipo II,* por ejemplo, y la enfermedad se puede manifestar también en personas muy jóvenes. Asimismo, en algunas regiones del planeta –debido a los patrones de alimentación y otras consideraciones sociológicas– la *obesidad* es tan frecuente que la *diabetes del tipo II* puede presentarse igualmente en niños y adolescentes.

En todo caso, considere:

- Si usted presenta un exceso de peso (o es obeso), las probabilidades son mayores de que llegue a desarrollar la *diabetes del tipo II* en algún momento de su vida.
- Si de repente se manifiestan los síntomas de la *diabetes* (como son la sed constante, un apetito no usual, deseos frecuentes de orinar, y pérdida de peso) es posible que presente la *diabetes del tipo I.*

Además, tenga presente los siguientes factores:

- Si su peso no es excesivo y las pruebas de laboratorio revelan la presencia de *cuerpos cetónicos (acetonas)* en su orina, es posible que haya desarrollado la *diabetes del tipo I.*
- Si su edad es superior a 50 años, su peso es excesivo, y no se ha sentido bien en los últimos meses, las probabilidades son mayores de que presente la *diabetes del tipo II.*

2

¿Por qué algunas personas desarrollan la diabetes, y otras no?

RESPUESTA: Los factores de riesgo para desarrollar la *diabetes del tipo I* o del *tipo II* son diferentes. No obstante, en ambos casos es preciso tomar en consideración la herencia (factores genéticos):

- Si la enfermedad se ha manifestado en más de un miembro de la familia, la posibilidad de que la condición sea hereditaria es grande.
- No obstante, también hay que tomar en consideración que la mayor parte de las personas que presentan la *diabetes del tipo I* no han tenido familiares que sufran de la condición.

En todo caso, los estudios estadísticos también muestran que la *diabetes del tipo I* es más frecuente en los individuos de la raza blanca.

Factores que pueden influir en el desarrollo de la *diabetes del tipo II:*

- El exceso de peso; la obesidad.
- Los niveles de *estrés* a los que la persona pueda estar sometida.
- La *hipertensión* y los niveles elevados de *lípidos* en la sangre; muchas veces son condiciones precursoras de la *diabetes.*
- Este tipo de *diabetes* es más común en las mujeres que han dado a luz bebés que hayan pesado más de 4 kilos al nacer.
- También es un tipo de *diabetes* que con frecuencia se manifiesta en las mujeres que hayan desarrollado la llamada *diabetes gestacional* (durante el embarazo).

3

¿Cuáles son las causas de la diabetes del tipo I?

RESPUESTA: En las personas que presentan la *diabetes del tipo I,* el sistema inmunológico equivocadamente destruye las *células beta* (que son las que producen la *insulina,* en el páncreas) al considerarlas como elementos extraños que están invadiendo el cuerpo. Se trata de una reacción que se conoce médicamente como *respuesta auto-inmunológica* (también se presenta en el caso de otras condiciones, como son la esclerosis múltiple, el lupus eritomatoso, y trastornos en el funcionamiento de la glándula tiroides).

Hasta el presente, los científicos no han logrado determinar por qué se produce esta reacción; no obstante, en el caso específico de la *diabetes del tipo I,* los especialistas han comprobado la presencia de una serie de factores que definitivamente influyen en el proceso:

- Factores genéticos: aparentemente hay personas que presentan genes diferentes que las hacen más propensas a desarrollar la *diabetes del tipo I.* De todas formas, es importante aclarar que aún no se ha identificado un gene específico que sea responsable de la condición. En términos generales, se considera que hay "genes susceptibles a la *diabetes*".
- Anticuerpos: El sistema inmunológico protege al ser humano de los micro-organismos que lo puedan invadir por medio de los *glóbulos blancos* (o *linfocitos).* Los *linfocitos T* (o *células T)* atacan a las células foráneas directamente, pero a veces atacan a las propias células del cuerpo, entre ellas las *células beta* del páncreas (que son las que producen la *insulina).*
- Virus: Muchos científicos consideran en la actualidad que hay virus que pueden causar la *diabetes del tipo I.*
- Radicales libre: Son formados por las reacciones químicas que se producen en el cuerpo, y su acción es nociva para la salud. Estos radicales, sin control, pueden destruir las propias células del cuerpo (entre ellas, las *células beta* del páncreas).
- Los elementos químicos y las drogas: Las comprobaciones científicas revelan que son factores a tomar en cuenta en el desarrollo de la *diabetes del tipo I* (ya se han identificado medicamentos empleados para controlar el cáncer y la neumonía que activan el desarrollo de la *diabetes del tipo I;* asimismo, un veneno empleado para el control de las plagas de roedores igualmente puede causar la condición).
- Igualmente se considera que determinados alimentos desempeñan un papel importante en el desarrollo de la *diabetes del tipo I,* y entre los mismos se encuentra la leche de vaca.

4

¿Qué factores pueden causar la diabetes del tipo II?

RESPUESTA: Son factores diferentes de los que causan la *diabetes del tipo I:* a diferencia de las personas que sufren esta condición, los *diabéticos del tipo II* sí producen *insulina,* pero el cuerpo no responde debidamente ante la acción de la *insulina* (o bien es resistente a ésta o los niveles de *insulina* no son suficientes). El resultado de esta situación es el mismo: niveles elevados de *glucosa* en la sangre.

Los especialistas tampoco han logrado determinar por qué el páncreas no funciona normalmente en los individuos que desarrollan la *diabetes del tipo II,* pero se considera que el sistema que controla los niveles de *glucosa* en la sangre se vuelve errático.

Los factores que pueden causar este tipo de *diabetes* son los siguientes:

- Factores genéticos: Todos los estudios estadísticos demuestran que la *diabetes del tipo II* es una condición hereditaria; es decir, es más frecuente en los miembros de una misma familia.
- La edad: De nuevo, los análisis estadísticos muestran una propensión mayor en las personas que tienen más de 55 años de edad a desarrollar la *diabetes del tipo II.*
- La obesidad: La condición es más frecuente en las personas que son obesas o que presentan un exceso de peso.
- El estilo de vida: Se ha comprobado que el estilo de vida sedentario, y el consumir una dieta alta en calorías, son factores que influyen decisivamente en el desarrollo de la *diabetes del tipo II.*

5

¿Podría considerarse que la diabetes es una enfermedad debida a los factores característicos de la vida actual?

RESPUESTA: No. Desde hace miles de años el ser humano ha padecido los estragos de la *diabetes,* aunque sus causas no fueran debidamente identificadas:

- Un texto médico escrito en el Antiguo Egipto (aproximadamente en el año 1550 A. de J.C.), el llamado **Papiro de Ebers**, ya describe la condición y menciona específicamente que uno de sus síntomas es "el deseo frecuente de orinar".
- El médico griego **Areteus** (quien vivió en el segundo siglo A. de J.C.) le dio nombre a la enfermedad, empleando un término que significa "sifón" en griego. En sus escritos, este médico mencionó que "el paciente de *diabetes* parece derretirse en orina".
- También los médicos de la Antigüedad comprobaron que la orina de los diabéticos era muy dulce. Es más, uno de los sistemas empleados para determinar la presencia de la condición era echar la orina del paciente próxima a un hormiguero: si las hormigas se mostraban atraídas por la orina, ello significaba que era "dulce" y que el paciente sufría de *diabetes.*

- Fue en el año 1776 cuando los científicos comprobaron que la *glucosa* era un elemento presente en la sangre, tanto de los pacientes que tenían *diabetes* como en aquéllos que se encontraban saludables.
- En 1889, dos fisiólogos alemanes (**Oskar Minkowski** y **Joseph von Mering**) comprobaron que el páncreas estaba involucrado en el desarrollo de la *diabetes* al eliminar el órgano de un perro, el cual comenzó a orinar con una frecuencia anormal. La situación reveló que "alguna sustancia" en el páncreas evitaba el desarrollo de la *diabetes.* Fue un paso decisivo para que los científicos de la época continuaran investigando y finalmente se llegara a identificar la presencia de la *insulina.*
- En 1921 el **Doctor Frederick Banting** aisló un grupo de células en el páncreas, los llamados *islotes de Langerhans,* donde consideró que se elaboraba la sustancia que impedía el desarrollo de la *diabetes.* Conjuntamente con el **Profesor J.J.R. Macleod** (una autoridad en el metabolismo de los carbohidratos) identificó la *insulina.* En 1923 ambos científicos recibieron el Premio Nóbel de Medicina por su descubrimiento.
- La *insulina* continúa utilizándose hasta el presente como el método de control más efectivo de la *diabetes.*

6

¿Qué medidas esenciales es preciso tomar para controlar la diabetes y poder llevar un estilo de vida lo más normal posible?

En la actualidad –gracias a los muchos estudios que se han realizado sobre la *diabetes mellitus*– es posible controlar la enfermedad y llevar un estilo de vida lo más normal posible. No obstante, para ello es preciso observar ciertas normas:

- Mantenga los niveles de azúcar *(glucosa)* dentro de los límites normales: es fundamental evitar los niveles muy bajos *(hipoglicemia)* o muy elevados *(hiperglicemia).* Para lograrlo es preciso observar las recomendaciones dadas por el especialista (una dieta especial y ejercicios físicos constantes, básicamente), y tomar regularmente los medicamentos que pueda haber recetado.
- Tome todas las medidas que puedan ser necesarias para evitar los problemas que a largo plazo generalmente causa la *diabetes,* tales

como el daño a los nervios, los riñones, los ojos, el corazón y los vasos sanguíneos.

7

¿Cuál es el tratamiento básico para evitar las complicaciones que puede presentar si la diabetes no es controlada debidamente?

RESPUESTA: Sencillamente, observar una serie de medidas que pudieran ser consideradas elementales:

✔ SEGUIR UNA DIETA BALANCEADA, DE ACUERDO CON LAS RECOMENDACIONES DEL MEDICO:

- Para controlar el peso.
- Para mantener dentro de niveles normales la *glucosa* en la sangre.
- Controlar el nivel de lípidos en la sangre.
- Evitar el tener que tomar nuevos medicamentos o incrementar las dosis de los actuales.

✔ HACER EJERCICIOS FISICOS:

- Para mantener la tonicidad muscular y la elasticidad de los músculos.
- Para disminuir los niveles de *glucosa* en la sangre.
- Para normalizar los niveles de *lípidos* en la sangre.
- Incrementar la sensibilidad del organismo a los medicamentos que se estén tomando.
- Para controlar el peso corporal.

✔ TOMAR LOS MEDICAMENTOS RECETADOS POR EL MEDICO:

- Para reducir los niveles de *glucosa* en la sangre, mediante el control de la *insulina.*

✔ SOMETERSE AL TRATAMIENTO A BASE DE INSULINA

- Para suplir la incapacidad del organismo para producir la *insulina.*
- Para reducir los niveles de *glucosa* en la sangre al vencer la resistencia del organismo a la *insulina* o al mejorar la producción de *insulina* por el páncreas.

8

Si el tipo de diabetes del tipo II que se presenta es moderada, ¿es recomendable un tratamiento a base de insulina? ¿Cuándo es prescrita por el médico?

RESPUESTA: En situaciones de este tipo, la *insulina* casi nunca es recetada por el médico. Es decir:

- Si los niveles de *glucosa* en la sangre del paciente son (en ayunas) inferiores a una lectura de 140 mg/dl, es casi seguro que su *tipo de diabetes II* pueda ser controlada por medio de una dieta adecuada y ejercicios físicos.

No obstante, es importante mencionar que no todas las personas que sufren de la *diabetes del tipo II* pueden controlar los niveles de *glucosa* de esta forma. Con frecuencia el especialista impone un régimen de alimentación y un plan de actividad física, pero después incorpora medicamentos orales para bajar los niveles de *glucosa* y mantenerlos dentro de los límites adecuados.

Algunas personas que padecen de la *diabetes del tipo II* requieren comenzar el tratamiento para controlar la enfermedad con la *terapia a base de insulina;* esto es lo indicado cuando los medicamentos orales, la dieta, y el ejercicio físico no permiten disminuir adecuadamente los niveles de *glucosa* en la sangre. Ello no significa que la salud del paciente esté empeorando (el concepto que muchos desarrollan, equivocadamente); sencillamente indica que el cuerpo requiere más ayuda para superar la resistencia desarrollada a la *insulina.*

Se estima que aproximadamente entre el 30% y el 40% de los pacientes de *diabetes del tipo II* requieren *insulina* para controlar la condición. Y mientras más prolongado sea el tiempo que la persona ha padecido de *diabetes,* mayores son las probabilidades de que –en un momento dado– requiera el *tratamiento a base de insulina* (dos dosis al día, por lo general, es lo recomendado por el especialista).

- Si sus niveles de *glucosa* en la sangre son (en ayunas) entre 140 y 200 mg/dl, las posibilidades son grandes de que el especialista recomiende la *terapia a base de insulina* en algún momento del tratamiento.

9

Si el padre o la madre de una persona ha tenido "una diabetes muy leve", ¿debe preocuparse ese individuo porque tal vez desarrolle la enfermedad en el futuro?

RESPUESTA: No exite tal concepto como "una *diabetes* muy leve", aunque pueda haber leído el término en artículos en la prensa o haberlo escuchado en programas seudo-científicos en la radio o la televisión. Es posible que lo que en realidad quiera mencionarse es que la *diabetes del tipo II* responde adecuadamente a la terapia a base de una dieta balanceada y ejercicios físicos moderados pero constantes. Es importante tener presente que:

- La *diabetes* es una enfermedad muy seria, incurable.

Una vez que el paciente recibe el diagnóstico de que padece de *diabetes,* las medidas de control deben ser observadas por el resto de su vida... aun en esas etapas en que todo parece indicar que la enfermedad se halla bajo control (cuando los niveles de *glucosa* se mantienen estables, en promedios normales).

10

¿Cuáles son los medicamentos orales que se prescriben para tratar la diabetes del tipo II?

RESPUESTA: Pueden ser varios:

✔ **TOLBUTAMIDA (Orinase)**
- 2 ó 3 veces al día.
- La acción se prolonga por entre 6 y 12 horas.

✔ **CLORPROPAMIDA (Diabinase)**
- 1 vez al día.
- La acción se prolonga por 60 horas.

✔ **TOLAZAMIDE (Tolinase)**
- 1 ó 2 veces al día.
- La acción se prolonga por entre 12 y 24 horas.

✔ **ACETOHEXAMIDE (Dymelor)**

- 1 ó 2 veces al día.
- La acción se prolonga por entre 12 y 24 horas.

✔ **GLIPIZIDE (Glucotrol y Glucotrol XL)**

- 1 ó 2 veces al día.
- La acción se prolonga entre 12 y 24 horas (24 horas en el caso del *Glucotrol XL)*.

✔ **GLYBURIDE (Diabeta, Micronase)**

- 1 ó 2 veces al día.
- La acción se prolonga entre 12 y 24 horas.

✔ **GLIMEPIRIDE (AMARYL)**

- 1 vez al día.
- La acción se prolonga hasta por 24 horas.

✔ **METFORMIN (Glucophage)**

- 2 ó 3 veces al día.
- La acción se prolonga por entre 4 y 8 horas.

✔ **ACARBOSE (Precose)**

- 3 veces al día (con alimentos).
- La acción se prolonga por 4 horas.

11

Tengo diabetes... ¿Con qué frecuencia debo visitar al médico?

RESPUESTA: El examen médico anual es importante para todas las personas que desean mantenerse saludables, prevenir las enfermedades, y controlar aquéllas que se puedan presentar mientras aún se hallan en sus etapas iniciales. Ahora bien, para la persona que sufre de *diabetes* (cualquiera que sea su tipo), es fundamental ver al médico con mayor frecuencia. Esto se debe a que el paciente diabético es vulnerable a desarrollar complicaciones de la enfermedad; entre ellas:

- Trastornos en la visión.
- Problemas en los riñones.

- Afecciones en el sistema nervioso.
- Trastornos cardiovasculares.

Tambien el paciente diabético es más propenso a desarrollar infecciones.

Lo recomendable:

✔ CADA 3 MESES:

- Visita al especialista, si el paciente está sometido a la *terapia de insulina.*
- Los pies deben ser examinados para detectar el desarrollo de una *neuropatía.*
- *Análisis de la hemoglobina (HbA1c)* si se está empleando la *insulina* para el control de la enfermedad.

✔ CADA 6 MESES:

- Visita al especialista, si no se está empleando la *insulina* en el tratamiento de la condición.
- *Análisis de la hemoglobina* (si no se está empleando la *insulina).*
- Examen de los pies.

✔ ANUALMENTE:

- Análisis para comprobar los niveles de *colesterol* en la sangre (si anteriormente el paciente fue sometido al tratamiento por esta situación).
- Examen de los riñones; análisis de *micro-albúmina.*
- Los ojos deben ser examinados por el oftalmólogo, con las pupilas dilatadas.

✔ CADA 2 O 3 AÑOS:

- Análisis para determinar los niveles de *colesterol* en la sangre, si el último análisis arrojó cifras dentro de los límites normales.

12

¿Por qué el paciente diabético debe someterse periódicamente al análisis de la hemoglobina?

RESPUESTA: El llamado *análisis glicado de la hemoglobina* consiste en la obtención de una muestra de sangre tomada de una vena; en el laboratorio el técnico medirá la concentración de *moléculas de hemoglobina,* que se encuentran en los glóbulos rojos, y que tienen *glucosa* adherida. Esta información revela el nivel de *glucosa* en la sangre del paciente durante los últimos 3 ó 4 meses.

La medida es ofrecida en porcentajes. Por ejemplo, un nivel de 10% significa que el 10% de las moléculas de hemoglobina en la sangre presentan *glucosa.* Es importante mencionar que:

- Las personas que no padecen de *diabetes* muestran una lectura de 5%;
- en el caso de pacientes diabéticos, la meta ideal es de un 9%, aunque las investigaciones más recientes muestran que cuando el nivel de *hemoglobina glicada* se mantiene por debajo del límite de 8.1%, se previenen las complicaciones de la enfermedad (en los riñones, ojos y nervios).

13
¿Qué es la insulina?

RESPUESTA: La *insulina* es una pequeña proteína llamada *polipéptido,* integrada por una cadena de pequeñas unidades que se conocen con el nombre de *aminoácidos.*

- Durante muchos años la *insulina* se obtenía de los páncreas de cerdos y reses, purificada. Su acción era rápida para disminuir los niveles de *glucosa* en la sangre, pero también el cuerpo la consumía rápidamente y debido a ello debía ser inyectada antes de cada comida y a la hora de dormir. Además, la pureza y la fortaleza de estas preparaciones de *insulina* no siempre fue confiable.
- El uso de la *insulina* humana es cada vez más frecuente; se obtiene por medio de la Ingeniería Genética.

14
¿Cómo actúa la insulina?

RESPUESTA: Cada paciente reacciona de una forma diferente a la *insulina* que recibe. Además, cada tipo de *insulina* tiene un tiempo de acción diferente (el término *tiempo de acción* significa el período que toma para que comience a actuar, y el tiempo que se mantiene activa).

Este *tiempo de acción* puede ser dividido en tres fases:

- El tiempo que le toma a la *insulina* llegar a la sangre y comenzar a disminuir los niveles de *glucosa.*
- El tiempo durante el cual la *insulina* es más activa, disminuyendo los niveles de *glucosa* en la sangre con mayor efectividad.
- El tiempo en que la *insulina* continúa disminuyendo los niveles de *glucosa.*

15

¿Puede la insulina provocar una reacción alérgica en el paciente que la recibe?

RESPUESTA: Desde luego... y los síntomas de este tipo de reacción alérgica son los siguientes:

- Enrojecimiento en el área donde se recibió la inyección. Este enrojecimiento puede ser temporal o persistente(dependiendo de la sensibilidad que muestre el paciente a la *insulina* recibida).
- Pequeños abultamientos en la piel.
- Inflamación en el área donde se puso la inyección.

16

¿Se han desarrollado nuevos tipos de insulina en los últimos tiempos?

RESPUESTA: Sí. En la actualidad se ha desarrollado una *insulina* de acción rápida (**lisina-proline**, o **lispro**) que los especialistas ofrecen tanto a los pacientes que presentan la *diabetes del tipo I* como a los que sufren de la *diabetes del tipo II:* es asimilada por el organismo inmediatamente, sin la necesidad de que el cuerpo la descomponga.

Mientras más rápida sea la acción de la *insulina,* más efectivo puede ser el control de los niveles de *glucosa* en la sangre del paciente diabético. Por ejemplo, si el paciente va a cometer un exceso en su alimentación en un momento determinado, puede recurrir a este tipo de *insulina* para evitar que se interrumpa el equilibrio ya logrado en los niveles de *glucosa* en la sangre. Desde luego, es el especialista quien debe regular las dosis en todo momento.

17

No puedo controlar los niveles de glucosa en mi sangre con la terapia a base de insulina a la que estoy sometido. ¿Debo considerar una terapia intensiva?

RESPUESTA: A veces, a pesar de todos los esfuerzos realizados, el paciente no logra controlar sus niveles de *glucosa* en la sangre. En estos casos, tal vez sea necesario hacer ajustes en el tratamiento, y una de las alternativas es la llamada **terapia intensiva a base de insulina**. Un estudio realizado durante diez años mostró que los pacientes que sufrían de la *diabetes del tipo I* y que eran sometidos a esta *terapia intensiva a base de insulina,* lograban evitar muchas de las complicaciones que frecuentemente se presentan como consecuencia de la *diabetes.*

Ahora bien, ¿debe usted someterse a la *terapia intensiva?* Formúlese las siguientes preguntas, y llegue a su propia conclusión:

- ¿No logro controlar los niveles de *glucosa* en mi sangre?
- ¿Son irregulares los niveles de *glucosa* en la sangre... a veces muy elevados, otras muy bajos?
- ¿Se me han presentado (o se me están comenzando a presentar) complicaciones en mi salud debido a la *diabetes?*
- ¿Me falta la energía para realizar todas las actividades que deseo?
- ¿Necesito mayor flexibilidad en mi estilo de vida?

Si usted responde afirmativamente a cualquiera de las cinco preguntas enumeradas anteriormente, vea a su especialista y considere –conjuntamente con él– la posibilidad de someterse a este tipo de *terapia intensiva a base de insulina.*

18

¿Por qué es tan importante que el paciente diabético controle los niveles de glucosa en su sangre?

RESPUESTA: Muchos pacientes diabéticos se formulan esta pregunta, porque toman religiosamente sus medicamentos orales para controlar la *diabetes,* o se inyectan *insulina;* consideran que esas medidas son suficientes para controlar los niveles de *glucosa* en la sangre, y que no deberían preocuparse más al respecto. Sin embargo, es importante enfatizar que:

- Los niveles de *glucosa* en la sangre varían durante el día (especialmente en el caso de los pacientes de la *diabetes del tipo I,* aunque también estas variaciones pueden presentarse en quienes padecen la *diabetes del tipo II).*

¿Por qué?

- Los alimentos aumentan los niveles de *glucosa* en la sangre.
- Los medicamentos para la *diabetes,* y la *insulina,* bajan estos niveles.
- El ejercicio físico puede bajar los niveles de *glucosa.*
- Cualquier enfermedad puede aumentarlos.

Es decir, la dieta, la actividad física, el *estrés* y el estado de la salud en general afecta los niveles de *glucosa* en la sangre. Por ello es fundamental vigilarlos, para determinar el volumen de alimentos a ingerir, el nivel de actividad física a realizar, y comprobar si las dosis de *medicamentos anti-diabéticos* o de *insulina* deben ser modificados.

19

¿Por qué la persona que sufre de diabetes debe hacer ejercicios físicos?

RESPUESTA: Los ejercicios físicos no solamente hacen que la persona se sienta y luzca bien, sino que activan la circulación de la sangre por todo el cuerpo y beneficia la tonicidad de los músculos. ¡Inclusive puede neutralizar los estados de *estrés* a los que la persona esté sometida! Por lo tanto, lo recomendable es que toda persona se mantenga físicamente activa para ser saludable y prevenir el desarrollo de las afecciones cardiovasculares y el cáncer.

Los beneficios del ejercicio físico son igualmente grandes para los pacientes diabéticos, especialmente los *ejercicios aeróbicos* que tantos beneficios proporcionan al corazón y a los pulmones. Cuando el corazón late con mayor fuerza y la sangre circula por todo el cuerpo (incluyendo los vasos sanguíneos más pequeños), se previenen los problemas de circulación y dermatológicos que muchas veces desarrollan quienes sufren de *diabetes.*

- Además, cuando el paciente diabético hace ejercicios, utiliza la *glucosa* almacenada, la cual transforma en energía. Si la *glucosa* almacenada en los músculos disminuye a niveles muy bajos, el cuerpo utiliza entonces la *glucosa* en la sangre, lo cual es beneficioso para la salud de la persona.

- Además, los ejercicios físicos hacen que los músculos y otros tejidos se vuelvan más sensibles a la *insulina,* de manera que el cuerpo requerirá menos *insulina* para eliminar la *glucosa* en la sangre.

Ahora bien, cuando el paciente diabético realiza ejercicios, debe observar una serie de precauciones:

- En primer lugar, es imprescindible que se tomen medidas para evitar que los niveles de *glucosa* en la sangre no bajen excesivamente. Esto puede suceder después de horas de una actividad física intensa (especialmente en los pacientes de *diabetes del tipo I).*
- Por el contrario, si los niveles de *glucosa* son muy elevados (por encima de 250 mg/dl) mientras se realizan los ejercicios, la actividad física puede provocar que los niveles de *glucosa* suban en vez de bajar. El ejercicio físico intenso, con muy poca *insulina,* hace que el hígado libere la *glucosa* almacenada.

20

El estrés... ¿cómo afecta a la persona que sufre de diabetes?

RESPUESTA: El *estrés* es un elemento prácticamente inevitable en esta época que estamos viviendo. Pero, además, el vivir con la *diabetes* incrementa el nivel de *estrés* al que el paciente está sometido. Igualmente, el *estrés* puede tener un efecto muy negativo en la persona enferma:

- Produce hormonas que aumentan el nivel de *glucosa* en la sangre. Esto contribuye a que se presente la llamada *cetoacidosis,* que puede provocar un *coma diabético* (una crisis sumamente peligrosa).
- El *estrés* también provoca oscilaciones en los niveles de *glucosa* en la sangre.

Debido a estos factores, cuando un paciente no comprende por qué sus niveles de *glucosa* no se mantienen bajo control, debe considerar si está afectado por situaciones que le provoquen *estrés,* y aprender a neutralizarlas. ¡Es una forma efectiva de mantener la *diabetes* bajo control!

21

¿Por qué las enfermedades muchas veces descontrolan el nivel de glucosa en la sangre del paciente diabético?

RESPUESTA: Cuando la persona está enferma, su cuerpo se halla bajo *estrés.* Esto provoca que se liberen hormonas para combatir la condición que se ha desarrollado... y el proceso es muy efectivo, sólo que estas hormonas impiden que la *insulina* disminuya eficientemente los niveles de *glucosa* en la sangre; es más, los aumenta.

Cualquier enfermedad puede provocar el descontrol en los niveles de *glucosa* en el paciente diabético. Y si estos niveles son excesivamente elevados, se puede producir la *cetoacidosis* y otras condiciones muy peligrosas en el paciente. Es por ello que el control de los niveles de *glucosa* es fundamental si la persona está enferma; para ello es importante seguir las siguientes recomendaciones:

- Siempre tome las dosis de *insulina* que hayan sido prescritas por el médico, aunque no ingiera alimento alguno. Es más, es muy posible que el especialista incremente esas dosis para neutralizar el exceso de *glucosa* que el cuerpo libera debido a la enfermedad.
- Si toma medicamentos para controlar la *diabetes,* tómelos... aunque esté enfermo. En ocasiones, mientras dura la enfermedad, es posible que el médico prescriba inyecciones de *insulina,* temporalmente.
- Manténgase al tanto de cuáles son sus niveles de *glucosa* (mídalos cada 3 ó 4 horas). Si los niveles son muy elevados, compruebe los niveles aún con mayor frecuencia.
- Beba líquidos (sin cafeína) en abundancia, especialmente si ha experimentado vómitos, náuseas, fiebre o diarreas. Esta sencilla medida puede impedir que se presente una situación de *hipoglicemia.*
- Considere que muchos medicamentos que se venden libremente en las farmacias no deben ser tomados por los pacientes diabéticos. Por ejemplo, muchos productos para aliviar los molestos síntomas de los catarros y la tos, clasificados como *descongestionantes,* incluyen ingredientes que elevan el nivel de *glucosa* en la sangre, así como la presión arterial. Otros incluyen azúcar y alcohol. Evidentemente, son elementos perjudiciales para el paciente diabético.

22

¿Quiénes deben comprobar los niveles de glucosa en la sangre?

RESPUESTA: Todos los pacientes diabéticos, aun cuando estén sometidos a la *terapia a base de insulina* o tomando medicamentos para controlar la enfermedad. El médico es quien debe indicar a su paciente cuántas veces diariamente debe medir el nivel de *glucosa* en la sangre, pero en términos generales las mediciones deben ser realizadas:

- Antes del desayuno, el almuerzo, y la cena.
- Antes de acostarse.
- Una o dos horas después del desayuno, el almuerzo y la cena.
- De madrugada (entre las 2 a.m. y las 3 a.m., preferiblemente).

No obstante, hay etapas en que las mediciones deben ser más frecuentes:

- Mientras el paciente diabético se encuentra afectado por alguna otra enfermedad o condición.
- Si sospecha que los niveles de *glucosa* en la sangre son bajos.
- Después de realizar una actividad física intensa.
- Cuando se empieza a tomar un medicamento (ajeno a la *diabetes),* para comprobar cómo afecta los niveles de *glucosa* en la sangre.
- Si ha aumentado o bajado de peso.
- Si es mujer y está embarazada (o considerando el embarazo).
- Si le resulta difícil detectar los síntomas de que se va a presentar una situación de *hipoglicemia.*
- Si los niveles de *glucosa* han estado muy elevados o bajos.
- Mientras está sometido a la *terapia intensiva a base de insulina.*

23

¿Es posible determinar los niveles de glucosa sin medirlos por medio del glucómetro?

RESPUESTA: Imposible. Algunos pacientes diabéticos aluden a que tienen una especie de sexto sentido que les permite determinar cuándo los niveles de *glucosa* en la sangre están fuera de control. Esto, sencillamente, no sucede. No obstante, el paciente diabético sí puede percibir determinados síntomas que revelen una situación de **hipoglicemia** en progreso. Estos son:

- Temblores.
- Sudoración.
- Un estado de irritabilidad; agresividad.
- Dificultad para pensar.
- Falta de concentración y coordinación.
- Aceleración del ritmo cardíaco.
- Ansiedad.
- Vahidos.
- Hambre.
- Escalofríos.

Los síntomas de la **hiperglicemia** son más difíciles de detectar. En general, considere los siguientes:

- Sed.
- Deseos frecuentes de orinar.
- Visión nublada.

En todo caso, no corra riesgos... ¡y mida su nivel de *glucosa* con frecuencia por medio del *glucómetro!*

24

¿Cuáles son los niveles normales de glucosa?

RESPUESTA: Considere:

✔ ANTES DE RECIBIR ALIMENTOS:

- Para la persona que no tiene *diabetes:* 115 mg/dl
- Para el paciente diabético: entre 80 y 120 mg/dl.

✔ ANTES DE ACOSTARSE:

- Para la persona que no tiene *diabetes:* menos de 120 mg/dl.
- Para el paciente diabético: entre 100 y 140 mg/dl.

25

¿Cómo es posible determinar si el paciente diabético

ha experimentado una situación de hipoglicemia durante la madrugada?

RESPUESTA: Observando algunas señales al despertar:

- ¿Están húmedas las almohadas y la ropa que ha usado durante la noche?
- ¿Ha tenido un sueño intranquilo... con pesadillas?
- Al levantarse, ¿le duele la cabeza? ¿Se siente cansado?

Si ésta es la situación será imprescindible que se mida el nivel de *glucosa* en la sangre en la madrugada (entre las 1 a.m. y 3 a.m.). Asimismo, debe informar sobre estos síntomas a su especialista, y determinar cuáles fueron las actividades y patrones de alimentación el día anterior a que se manifestarn los síntomas.

26

Ante una situación de hipoglicemia, ¿qué se puede hacer?

RESPUESTA: Ingiera algún tipo de alimento que incluya entre 10 y 15 gramos de carbohidratos. Por ejemplo:

- 2 cucharadas de pasas.
- 1/2 vaso de soda (sin endulzantes artificiales).
- 1 vaso de zumo de naranjas.
- 2 cucharadas de azúcar.
- 2 cucharadas de miel de abejas o sirope.
- 1 vaso pequeño se leche.
- 5 ó 7 caramelos.

Tome en consideración que cuando el paciente diabético sufre de *hipoglicemia* se puede volver tan irritable y confundido que es muy posible que rechace todo tipo de ayuda ofrecida. Es por ello tan importante que los familiares (y personas allegadas) estén conscientes de esta situación para que ofrezcan la debida orientación que el paciente requiere en ese momento. En muchas ocasiones, esta insistencia puede evitar que el paciente diabético caiga en estado de *coma.*

Si el paciente pierde la consciencia, el remedio más efectivo es una inyección de *glucagón* (una hormona producida por el páncreas que hace que el hígado libere *glucosa* e inhibe la liberación de la *insulina).* Esta situación puede presentarse si el paciente bebe en exceso o participa en una actividad sexual muy intensa, por ejemplo. La posibilidad de que un accidente de este tipo se presente puede ser grande en el caso de determinados pacientes, y el especialista debe estar al tanto de ello (puede recomendar que el paciente tenga siempre disponibles inyecciones de *glucagón).*

27

¿Cuándo se presenta la llamada hiperglicemia?

RESPUESTA: Cuando los niveles de *glucosa* en la sangre suben peligrosamente, la situación debe ser considerada crítica ya que puede provocar un *coma diabético,* e inclusive la muerte.

- En los pacientes de *diabetes del tipo I* la *hiperglicemia* se presenta cuando los niveles muy bajos de *insulina* en el cuerpo provocan niveles elevados de *glucosa.* La situación puede presentarse debido a que el paciente se olvida de recibir una dosis de *insulina,* como consecuencia de una enfermedad, o si el paciente está sometido a niveles altos de *estrés.*

Tenga presente que si el cuerpo no tiene el nivel de *insulina* necesario, los músculos no pueden tomar toda la *glucosa* que necesitan. ¿Qué sucede? Descomponen la grasa para obtener energía... y las llamadas *cetonas* (o *acetonas,* o *cuerpos cetónicos)* se producen. Si el número de *cetonas* es mayor de las que pueden ser eliminadas mediante la orina, se acumulan en la sangre, a la cual envenenan con productos acídicos. Al mismo tiempo, la *glucosa* pasa a la orina, los riñones producen más orina, y el paciente se deshidrata. Una vez que se presenta la deshidratación y la presencia de las *cetonas* en la sangre, se manifiesta la *cetoacidosis.*

28

¿Cuáles son los síntomas de la cetoacidosis?

RESPUESTA: Afortunadamente, la *cetoacidosis* manifiesta numerosos síntomas antes de presentarse. Además, si el paciente se mide los niveles de *glucosa* varias veces durante el día, puede detectar a tiempo el síntoma más importante que revela una situación de peligro:

- Un nivel superior a 250 mg/dl.

Si esta lectura se produjera, es fundamental ver al médico inmediatamente.

Considere los otros síntomas:

- Falta de apetito.
- Dolores en el estómago.
- Vómitos y una sensación de malestar estomacal.
- Visión nublada.
- Fiebre.
- Piel seca.
- Dificultad para respirar.
- Una sensación de debilidad general.
- Un estado de somnolencia.
- Olor a frutas en la boca.
- Sed; boca reseca.
- Necesidad de orinar frecuentemente.

29

¿Qué se puede hacer para disminuir el nivel de acetonas (cuerpos cetónicos)?

RESPUESTA: Actuar inmediatamente:

- Tomar dosis adicionales de *insulina,* siempre de acuerdo con las instrucciones del médico.
- Beber agua en abundancia para prevenir una situación de deshidratación.
- Evitar la actividad física. Considere que el ejercicio físico quema la grasa debido a la deficiencia de *insulina.*

30

¿Y qué sucede en los pacientes de la diabetes del tipo II cuando sufren de hiperglicemia?

RESPUESTA: Toleran mejor los niveles elevados de *glucosa* en la sangre, a veces durante un período prolongado de tiempo, sin siquiera estar conscientes de la situación que los está afectando. No obstante, la *hiperglicemia* también se presenta en los pacientes con *diabetes del tipo II,* y la situación puede ocasionarles la muerte (la lectura de *glucosa* en la sangre puede superar el nivel de 600 mg/dl –y hasta 1,000 mg/dl– y con frecuencia esto sucede antes de que el paciente esté consciente de que padece de *diabetes,* lo que hace más peligrosa aún la condición).

El llamado *síndrome hiperglicémico hiperosmolar no-cetónico* ocurre exclusivamente en los pacientes de *diabetes del tipo II,* y puede ser causado por *estrés* excesivo, el consumo de alcohol, una infección no controlada, el consumo de diuréticos, e inclusive por un infarto cardíaco. El proceso que se presenta es el siguiente:

- Los niveles de *glucosa* en la sangre se elevan desmedidamente, el paciente orina en exceso, y se presenta la deshidratación.
- Este proceso puede prolongarse por días, e inclusive semanas.
- La deshidratación extrema provoca confusión.
- Con un nivel tan elevado de *glucosa* en la sangre, más la pérdida de los fluidos del cuerpo, la sangre se vuelve espesa.
- En un momento dado se presentan las convulsiones (cuando la deshidratación ya es severa), el coma, y la muerte.

31

¿Cuáles son los síntomas del síndrome hiperglicémico hiperosmolar no-ketónico?

RESPUESTA: Las personas que presentan algunos de los síntomas enumerados a continuación, deben medir el nivel de *glucosa* en la sangre inmediatamente, y ver al médico si la lectura es elevada:

- Resequedad en la boca.
- Sed extrema (aunque este síntoma puede desaparecer gradualmente).
- Somnolencia incontrolable.
- Confusión mental.
- Resequedad en la piel.
- Temperatura elevada, sin sudoración.

Si el nivel de *glucosa* es superior a 350 mg/dl, el paciente debe ver al médico al instante; si la lectura es superior a 500 mg/dl, es imprescindible que sea llevado al hospital inmediatamente.

32

¿Cómo se mide el nivel de glucosa en la sangre?

RESPUESTA: El nivel de *glucosa* en la sangre se mide mediante un instrumento especial que recibe el nombre de **glucómetro**; es esencial para todo paciente diabético, ya que éste debe medir sus niveles de *glucosa* varias veces durante el día para poder controlar debidamente la *diabetes* (especialmente en el caso de los pacientes de *diabetes del tipo I,* en los que las dosis de *insulina* administrada deben ser adecuadas para controlar debidamente la condición).

Hay muchas marcas de *glucómetros* en el mercado (el especialista puede recomendar el que considere más efectivo), pero el más común es el que se activa cuando el paciente deposita una gota de sangre (tomada de un dedo, mediante un ligero pinchazo cado con un dispositivo especial) en un área de lectura pequeña sobre una tira sensibilizada. El instrumento mide el nivel de *glucosa* en la sangre en aproximadamente 2 minutos. En todo caso:

- Asegúrese que está depositando el volumen suficiente de sangre en el dispositivo receptor del *glucómetro.* Para ello es conveniente que se lave bien las manos (el aceite natural en la piel puede afectar la lectura) y que le aplique un masaje leve a la palma de la mano de donde va a tomar la muestra, lo mismo que al dedo donde va a dar el pinchazo.
- Confirme que las tiras sensibilizadas son frescas (la fecha de caducidad aparece siempre en el envase). No las exponga a la luz.
- Calibre periódicamente el *glucómetro;* se trata de una operación muy fácil que viene debidamente explicada en las instrucciones que acompañan al instrumento.
- Cuando obtenga los resultados del nivel de *glucosa* tomado en análisis de laboratorio, compárelos con los que usted obtiene en el diariamente con el *glucómetro.* La diferencia que pueda existir debe oscilar alrededor de un 15%, lo cual indicará que el *glucómetro* está funcionando debidamente.

33

¿Hay otras formas de medir los

niveles de glucosa en la sangre?

RESPUESTA: Sí. En ocasiones tendrá que recurrir a tiras sensibilizadas que son expuestas a la orina, y cuyos resultados en el nivel de color que adquieren son comparados con un patrón impreso que permite determinar el nivel de *glucosa* en el organismo.

El único inconveniente de este sistema es que no permite medir los niveles de *glucosa* muy bajos debido a que la *glucosa* no aparece en la orina hasta que los niveles no son ya bastante elevados. Esta información obtenida mediante el análisis de orina casero, desde luego, no debe ser empleada para deterninar las dosis de *insulina* ni como evaluación para el tratamientode la diabetes a seguir. Además, los resultados pueden estar alterados por el consumo de vitamina C, aspirinas, la deshidratación o el consumo de fluidos, o inclusive si la vejiga urinaria no ha sido debidamente vaciada. No obstante, las tiras sensibilizadas para medir la *glucosa* por medio de la orina pueden resultar útiles en el caso de que no se pueda emplear el *glucómetro* (por cualquier motivo).

34

¿Cómo se miden las acetonas en la orina?

RESPUESTA: Cuando el cuerpo del paciente diabético no dispone de los niveles adecuados de *insulina,* para que el organismo continúe funcionando normalmente, comienza a quemar la *grasa* en vez de la *glucosa.* Esta situación puede presentarse si el paciente no se inyecta la dosis debida de *insulina* o cuando el organismo no permite que la *insulina* actúe con la eficiencia necesaria, o en situaciones de enfermedad.

Uno de los elementos que se producen cuando la *grasa* es quemada son las llamadas *acetonas* (o *cetonas),* una toxina para el organismo. Por ello es fundamental detectarlas antes de que sus niveles en el cuerpo lleguen a ser elevados, y éste es el motivo por el cual es tan importante medir las *acetonas* en la orina por medio de las tiras sensibilizadas:

- Fundamental en el caso de las personas que sufren de la *diabetes del tipo I,* que no producen *insulina.*
- En los pacientes que padecen de la *diabetes del tipo II,* el cuerpo produce algo de *insulina* y las posibilidades de que se presente una situación de *cetoacidosis* son menores.
- No obstante, toda persona que padezca de *diabetes* debe usar per-

iódicamente las tiras sensibilizadas para determinar el nivel de *acetonas* en la orina.

35
¿Cuándo se debe medir el nivel de acetonas en la orina?

RESPUESTA:

- Cuando los niveles de *glucosa* en la sangre son superiores a la lectura de 240 mg/dl.
- Si el paciente diabético presenta alguna otra enfermedad, especialmente si tiene fiebre, presena vómitos y sufre de náuseas o diarreas.
- Si la paciente diabética es mujer y está embarazada. En este caso debe medir el nivel de *acetonas* diariamente, en ayunas.
- En situaciones de *estrés* grande.
- Después de someterse a un procedimiento quirúrgico.
- Si la persona se siente siempre fatigada.
- Si el aliento tiene olor a frutas, se presentan dificultades para respirar normalmente, o si le resulta difícil concentrarse en la actividad que está realizando.

36
¿Qué se puede hacer cuando los niveles de acetonas en la orina es elevado?

RESPUESTA: Si el paciente presenta niveles elevados de *acetonas* en la orina, además de tener un nivel alto de *glucosa* en la sangre, es imprescindible que tome medidas inmediatas para controlar la situación que se ha presentado. Para ello:

- Es recomendable tomar dosis adicionales de *insulina,* aunque siempre bajo la supervisión del médico (éste será quien modifique la dosis habitual de la hormona).
- Beber agua en abundancia, lo cual evita que se produzca una situación de deshidratación.
- Evitar el ejercicio físico.

37

¿En qué consiste la terapia intensiva para controlar la diabetes?

RESPUESTA: En 1993, un grupo de especialistas norteamericanos del **Instituto Nacional de la Diabetes, y las Enfermedades Digestivas y de los Riñones de los Estados Unidos**) en el tratamiento de la *diabetes* (de ambos tipos) llegaron a la conclusión –basándose en las investigaciones y comparaciones estadísticas realizadas– que:

- Cuando el paciente diabético logra mantener la *glucosa* en la sangre dentro de niveles normales es posible evitar muchas de las complicaciones que presenta esta enfermedad.

Para ello se diseñó un programa de tratamiento más estricto, pero más efectivo. Si los niveles de *glucosa* se mantienen dentro de las lecturas consideradas más adecuadas por los especialistas:

- Es posible reducir los trastornos en la visión hasta en un 76%.
- Los trastornos renales se eliminan en un 50%.
- Las complicaciones neuropáticas se controlan en un 60%.
- Los problemas cardiovasculares se evitan en un 35%.

38

¿Todos los pacientes diabéticos pueden recibir la terapia intensiva para el control de la enfermedad?

RESPUESTA: No. El especialista por lo general no recomienda este tipo de *terapia intensiva* a aquellos pacientes que:

- Con frecuencia sufren de episodios de *hipoglicemia.*
- Tienen menos de 7 años de edad, o más de 70.
- Presentan enfermedades cardiovasculares, angina pectoris, o cualquier otra condición médica que pueda ser empeorada por la *hipoglicemia.*
- Han presentado complicaciones de la salud debidas a la *diabetes.*
- Sufren de condiciones incapacitantes, tales como la artritis o trastornos de la visión.

- Experimentan problemas de comportamiento debido al consumo de alcohol o drogas.

39

En los pacientes que padecen de la diabetes del tipo I, ¿cómo es la terapia intensiva para controlar la enfermedad?

RESPUESTA: Si usted padece de la *diabetes del tipo I,* necesitará varias inyecciones de *insulina* al día, permitiendo que el nivel de *glucosa* en la sangre oscile entre 70 y 140 mg/dl:

- Si el nivel de *glucosa* es inferior a 70 mg/dl, deberá tratar la situación como una situación de *hipoglicemia* (a menos que esté a punto de ingerir algún alimento).
- Si el nivel sobrepasa el límite de 140 mg/dl, necesitará una dosis adicional de *insulina.*
- Si a la hora de ir a la cama los niveles de *glucosa* son inferiores a 100 mg/dl, o superiores a 140 mg/dl, igualmente deberá ingerir alimentos o ajustar la dosis de *insulina.*

Por supuesto, estas recomendaciones sólo constituyen una orientación general para todos los pacientes de *diabetes* que sean tratados por medio de la *terapia intensiva;* en realidad el especialista es quien debe regular cada situación, de acuerdo con los factores personales. Además, las metas pueden variar durante el *tratamiento intensivo,* de acuerdo con el patrón de los niveles de *glucosa,* y por ello es imprescindible que el paciente mida sus niveles varias veces durante el día.

40

En los pacientes que padecen de la diabetes del tipo II, ¿cómo es la terapia intensiva para controlar la enfermedad?

RESPUESTA: Como por lo general la *terapia intensiva contra la diabetes* se le ofrece solamente a *pacientes diabéticos del tipo I,* no se han definido cuáles son los beneficios de este tipo de tratamiento en el caso de pacientes que sufran de la *diabetes del tipo II.* De cualquier forma:

- Se considera que aquellos pacientes que presenten esta condición pueden beneficiarse enormemente de esta *terapia intensiva* al mantener los niveles de *glucosa* en la sangre dentro de los límites aceptados como de control, lo cual previene el desarrollo de las complicaciones que son características de la enfermedad.

No obstante, en los *pacientes diabéticos del tipo II,* los niveles de control deben ser alcanzados –preferiblemente– por medio de la dieta y de ejercicios físicos, además de con algún medicamento o una dosis al día de *insulina.* Un estudio realizado recientemente demuestra que los *diabéticos del tipo II* alcanzan niveles de control de la *glucosa* si reciben una inyección de *insulina* a la hora de la cena o antes de ir a la cama. Nuevamente, el especialista es quien debe recomendar el tratamiento a seguir.

41

¿Por qué es tan importante la alimentación en el caso de las personas que sufren de diabetes?

RESPUESTA: En efecto, la persona que recibe el diagnóstico de que ha desarrollado la *diabetes* debe modificar sus hábitos de alimentación... pero en este sentido existen infinidad de mitos que confunden fácilmente al paciente, a pesar de que la llamada *alimentación balanceada* para la persona diabética no difiere mucho de la que se recomienda para el individuo saludable. En realidad, el diabético puede ingerir una amplia variedad de alimentos, siempre que mantenga un equilibrio adecuado entre las cantidades de *carbohidratos, proteínas* y *grasas* que se ingieren.

En términos generales, se considera que una *dieta balanceada* debe incluir una amplia variedad de alimentos ya que ninguno en particular puede proporcionarle al cuerpo todos los elementos nutritivos que éste necesita para reparar y reemplazar las proteínas, los tejidos, y las células de todo el cuerpo. Los alimentos a recibir son los siguientes:

- Proteínas.
- Carbohidratos.
- Grasas.
- Vitaminas.
- Minerales.

Si se ingiere una variedad adecuada de alimentos, lo más probable es que el cuerpo reciba todos los elementos nutritivos que requiere, lo cual es mucho más saludable que tomar *suplementos de vitaminas y minerales,* ya que la Naturaleza combina estos nutrientes en la forma que resulta más adecuada para obtenerlos.

42

¿Dónde es posible encontrar todos los elementos nutritivos que la persona diabética requiere para alimentarse balanceadamente?

RESPUESTA: Considere:

- Los **carbohidratos** (almidones y azúcares) se encuentran en los cereales, los granos, la pasta, el pan, las frutas, los vegetales, las legumbres y la leche (y productos lácteos).
- La **proteína** puede ser encontrada en la carne de res y de aves, el pescado, en los productos lácteos, y los huevos. También –aunque en cantidades menores– en los granos, el pan, las legumbres, las nueces y los vegetales.
- Las **grasas** se encuentran en las carnes, los productos lácteos, los aceites, y las nueces.

En general, todos los alimentos proporcionan energía al cuerpo, la cual es medida en *calorías.* Todo alimento que no es empleado para proporcionar energía es almacenado como *grasa* en el cuerpo.

- Es por ello tan importante hallar un equilibrio adecuado entre el *número de calorías que el cuerpo recibe* (por medio de los alimentos que se ingieren) y el *número de calorías que se queman* para que el organismo funcione debidamente y para realizar las actividades cotidianas.

Además, considere:

- Los *carbohidratos* y las *proteínas* proveen la misma cantidad de energía: 4 calorías por gramo.

Por lo tanto, para controlar el peso, lo más adecuado es ingerir *proteínas* ...*rbohidratos* en vez de alimentos ricos en *grasa...* además de que el exceso de *grasa* en la alimentación constituye un riesgo importante para desarrollar las enfermedades cardiovasculares y tumoraciones cancerosas.

43
¿Por qué se le presta tanta atención a los carbohidratos que ingiere el paciente diabético?

RESPUESTA: De las *grasas* y las *proteínas* que el paciente diabético ingiere, muy pocas se transforman en *glucosa.* En cambio, los niveles de *glucosa* en la sangre aumentan mientras mayor es la ingestión de *carbohidratos* en la dieta diaria:

- Al ser descompuestos los *carbohidratos* en *glucosa,* y ésta es absorbida por el cuerpo, mayor es el nivel de *glucosa* en la sangre.

44
¿Son iguales todos los carbohidratos?

RESPUESTA: Los *carbohidratos* pueden ser:

- **Simples**, que sólo tienen una o dos moléculas, una de las cuales puede ser *glucosa.* Pueden encontrarse naturalmente en algunos alimentos (tales como las frutas, los vegetales, y la leche).
- **Compuestos**, que están formados de muchas moléculas de *glucosa,* unas unidas a las otras. Las fuentes de los *carbohidratos complejos* son los vegetales, los granos, los cereales, y los panes.

Al paciente diabético se le recomienda que ingiera *carbohidratos complejos,* ya que son éstos los que proporcionan el mayor número de elementos nutritivos por caloría (incluyendo vitaminas, minerales, y fibra).

Contrariamente al concepto popular, el hecho de que un *carbohidrato* sea *simple* o *complejo* no afecta en forma alguna la rapidez con que la *glucosa* es asimilada por la sangre. Lo que importa es:

- La cantidad de *carbohidratos* que se ingieren en una comida.
- La forma en que los alimentos sean preparados.
- La combinación de los alimentos en cada comida.

Si se miden los niveles de *glucosa* una o dos horas después de haber ingerido alimentos, es posible comprobar cómo los diferentes alimentos y patrones de alimentación afectan las lecturas.

45

Los endulzantes artificiales... ¿aumentan el nivel de glucosa en la sangre?

RESPUESTA: No, porque no contienen *carbohidratos.*

- Los endulzantes –como *aspartame, sacarina,* y *acesulfame*– son inofensivos.
- Algunos alcoholes azucarados (como el *sorbitol, manitol* y *xylitol,* que se emplean como sustitutos del azúcar) tienen calorías y se incorporan al torrente sanguíneo. Son absorbidos más lentamente por el torrente sanguíneo que la *glucosa,* y aumentan los niveles en proporciones más pequeñas que la *glucosa* o la *sucrosa.*

No obstante, es importante tener presente que cuando estos endulzantes se toman en cantidades grandes (más de 20 a 50 gramos al día, por ejemplo), la persona puede experimentar malestares intestinales y diarreas.

46

¿Puede ingerir azúcar el paciente diabético?

RESPUESTA: El *azúcar* es un elemento que siempre ha tenido una reputación pésima entre los especialistas en Nutrición, y muy especialmente entre las personas que sufren de *diabetes.* Muchas personas han pensado –hasta no hace mucho– que ingerir *azúcar* aumenta los niveles de *glucosa* en la sangre mucho más rápidamente que si ingiriera otros tipos de *carbohidratos* (pan y papas, por ejemplo). Sin embargo, los científicos han comprobado en la actualidad que:

- Los *carbohidratos simples* (como el *azúcar)* son digeridos en la misma forma que los *carbohidratos complejos.*
- Esto significa que todos los *carbohidratos* suben el nivel de *glucosa* en la sangre con la misma rapidez.
- Lo que sí resulta importante en la rapidez con que los niveles de *glucosa* aumentan en la sangre son los otros alimentos que se ingieren en mbinación con los *carbohidratos,* así como la forma en que los ali-